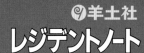
羊土社
レジデントノート

JN066217

おかげさまで 25 年

レジデントノートは 2023 年度で

『創刊 25 年目』となります.

これからも読者の皆さまの声を大切に,

レジデントノートだからこそ読める,

研修医に必要なことをしっかり押さえた

誌面をお届けしてまいります.

どうぞご期待ください！

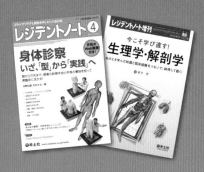

SNSでも情報発信 しています！　f residentnote　🐦 @Yodosha_RN　📷 rnote_yodosha

徳洲会は北海道から沖縄、都会からへき地離島まで75病院
総職員数約40,000名常勤医師約3,000名の病院グループです。

MEDICAL GROUP
TOKUSHUKAI

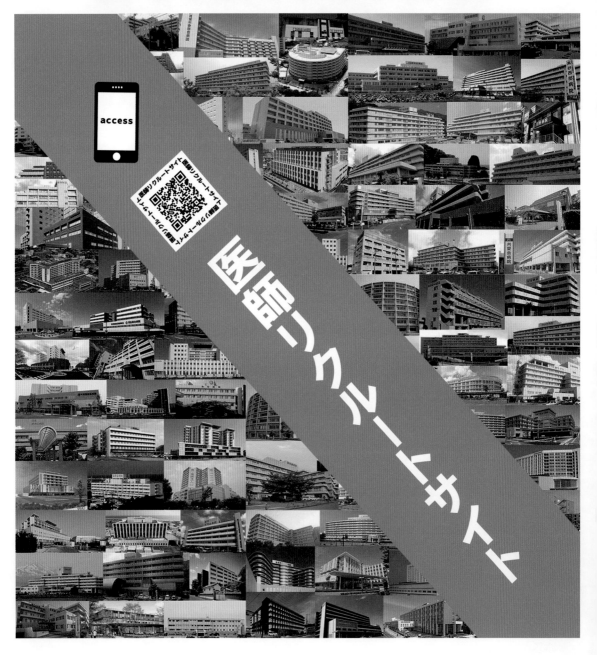

レジデントノート

contents 2023 **10**
Vol.25-No.10

特集

外傷初期診療
軽症に隠れた重症も見逃さない！

“防ぎえる外傷死”を回避するために知っておきたい、
ピットフォールと確実な対処

編集／**吉村有矢**（八戸市立市民病院 救命救急センター）

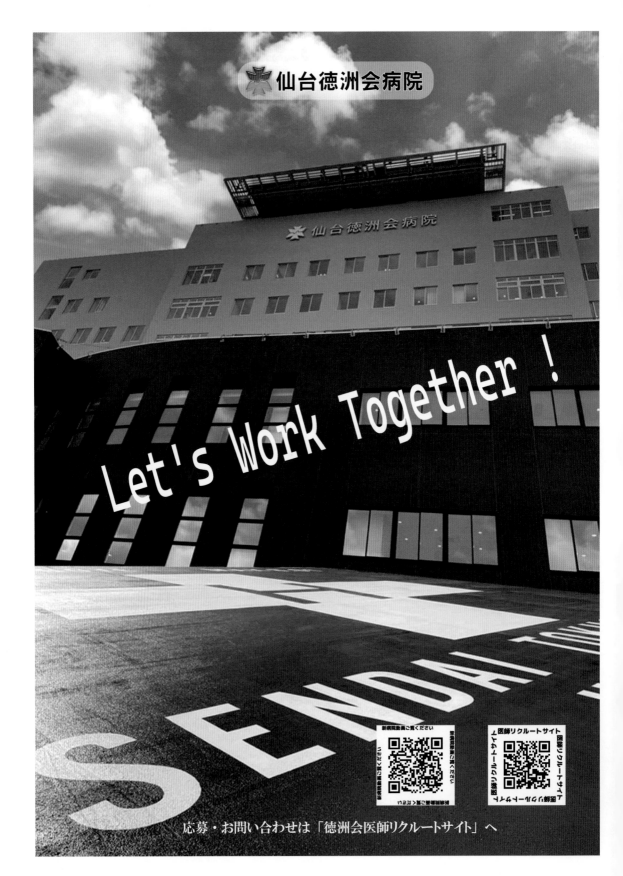

レジデントノート

contents

2023 **10**
Vol.25-No.10

連載

※「よく使う日常治療薬の正しい使い方」はお休みさせていただきます.

Q.先生に質問です

専門医

本当に必要ですか？

あなたのキャリアや転職活動に
専門医は本当に活きるのだろうか？
今更聞けないキャリアの常識とは？

 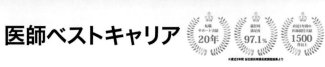

実践！画像診断 Q&A - このサインを見落とすな

下腹部痛を訴える 40 歳代女性

（出題・解説）**山内哲司**

WEBで読める！

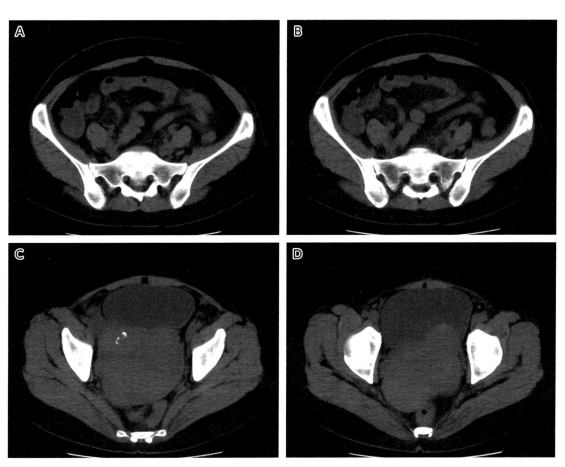

図1　腹部単純CT横断像
A〜D）頭側から順.

| 病歴 | **病歴**：前日から心窩部に違和感あり．徐々に下腹部に痛みを感じるようになり，独歩で受診.
既往歴：特になし.
身体所見：意識清明．体温37.0℃．下腹部に自発痛あり．腹部を触診すると正中に腫瘤のような構造を触れる．同部に反跳痛は認められない. |

| 問題 | **Q1：単純CT（図1）の画像所見は？**
Q2：症状の原因となっている疾患は？
本症例はweb上での連続画像の参照を推奨します. |

Satoshi Yamauchi
（奈良県立医科大学 放射線診断・IVR学講座，教育開発センター）

web上にて本症例の全スライスが閲覧可能です.

Answer

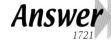

初期対応し相談に来た 1年目研修医	解答	急性虫垂炎（acute appendicitis）, 子宮筋腫（uterine leiomyoma）

既往歴がないとのことですが，骨盤内に大きな腫瘤があり，診察のときにはこれを触れていたのかなと思います．これが痛みの原因かなと思うのですが，子宮の悪性腫瘍でしょうか．

A1： 骨盤内ほぼ正中に15 cm大の腫瘤性病変を認め，内部に石灰化を伴っている（図1C）．子宮筋腫を疑う．同時に右骨盤内に少し腫大した虫垂と思われる構造が認められ，周囲に脂肪織の濃度上昇を伴っている（図1B）．急性虫垂炎を疑う所見である．

A2： 急性虫垂炎の疑い．

解説　これまで，歴史ある本コーナーで紹介する症例は，極力「一疾患」のみが認められるものを意図的に選んできた．しかし，稀な疾患であればまだしも，複数のcommonな疾患が併存することは実際それほど珍しいことではない．今回の症例では，大きな異常に目が行ってしまい，一見すると見逃してしまうような「小さな異常」を紹介する．

　紹介したCT画像のみで子宮筋腫であると断定することは好ましくないが，境界明瞭で一部に石灰化を有する多発子宮腫瘤を見た場合，まずは子宮筋腫を疑う．稀な合併症として漿膜下筋腫の捻転や変性などにより急性の痛みを生じることもあるが，ほとんどの場合，子宮筋腫は無症状である．本症例の子宮筋腫は今回のCTで偶然発見されたものであり，そのため「既往歴なし」という情報であった．なかなか存在感のある病変であり，「大きいし新たな病変だし，痛みの原因としてもいいか」と考えても不思議ではない．しかし，ここでもう一度，病歴に立ち返る．心窩部の違和感から下腹部痛に変化，そう，国家試験でも有名な急性虫垂炎の症状である．そう思って虫垂に目をやると，腫大し，周囲に脂肪織濃度上昇を伴っている．CT上は急性虫垂炎を疑う所見であり，ちゃんと目が行けば診断にはそれほど困ることはないだろう．その後造影CTでは，虫垂の壁肥厚および造影効果の増強も確認された（図2）．

　この症例から学ぶべきことは，異常は1つとは限らない，目に飛び込んだ異常に引っ張られすぎない，ということである．40歳代と若く，既往歴の情報もない，そうなるとこの大きな腫瘤を痛みの原因として説明したくなる．しかし，臨床診断学のプロセスのなかで，画像診断はその一部分を担うものであり，また画像診断の大原則は「映っているものすべてに目を通す」である．腹部を撮影しても肺底部の異常を見逃すな，などという話は聞いたことがあるかもしれない．しかしこのように異常が近接していても，見逃しうる落とし穴が存在する．症状を訴える患者を目の前にすると，どうしても早く原因を特定してあげたいという思いになるが，平常心で，冷静に，いつも通りの気持ちで画像に向き合うことで，このような落とし穴にはまらないように心がけたい．

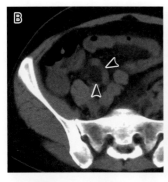
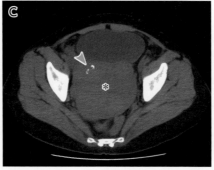
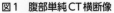
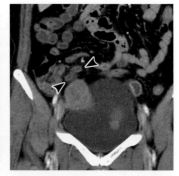

図1　腹部単純CT横断像
B）右側骨盤内には腫大虫垂（▶）と虫垂間膜の脂肪織濃度上昇（▶）が認められる．
C）骨盤内正中には巨大な腫瘤（＊）が認められる．内部に石灰化（▶）も有しており，頻度の高い子宮筋腫を見ているものと考えられる．

図2　腹部造影CT冠状断像
造影すると虫垂の壁肥厚および造影効果の増強も確認される（▶）．

▶ 9カ月前からの咳嗽，労作時呼吸困難で紹介となった30歳代男性

（出題・解説）井窪祐美子，徳田　均

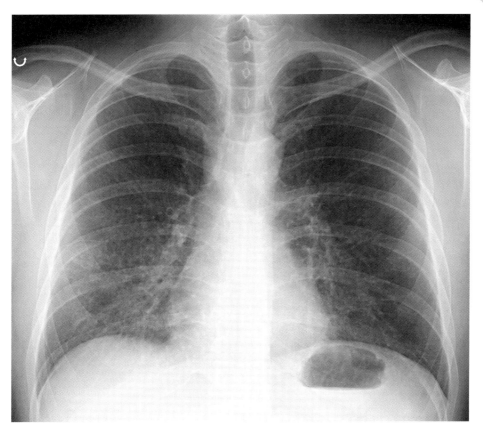

図1　胸部単純X線写真（正面像）

病歴

症例：30歳代，男性．　**主訴**：咳嗽，労作時呼吸困難．　**併存症**：なし．　**常用薬**：なし．
職業：事務職．　**喫煙**：20本×14年．　**飲酒**：機会飲酒．　**粉塵吸入歴**：なし．
アレルギー歴：なし．　**家族歴**：特記すべきことはない．
現病歴：9カ月前に古い加湿器の使用を開始してから咳嗽，労作時呼吸困難が出現した．近医で過敏性肺炎を疑われ加湿器使用を中止するも改善が得られず，当院紹介受診となった．
身体所見：身長172 cm，体重82 kg，体温36.6℃，SpO2 92％（室内気）．意識清明．頸静脈拡張なし．胸部：両側背部でfine cracklesを聴取，心雑音なし．腹部：肝・腎・脾を触知しない．表在リンパ節を触知しない．浮腫はない．神経学的所見：特に異常を認めない．
血液検査：WBC 7,090 /μL（好中球58.4％，リンパ球34.1％，好酸球0.4％），Hb 19.3 g/dL，Plt 17.6万/μL，AST 32 IU/L，ALT 28 IU/L，LD 202 U/L，CK 58 U/L，BUN 14 mg/dL，Cr 1.06 mg/dL，CRP 0.4 mg/dL，KL-6 1,533 U/mL．

問題

Q1：胸部単純X線写真（図1）の所見は？

Q2：診断のためにさらに必要な検査は？

Yumiko Ikubo，Hitoshi Tokuda（JCHO東京山手メディカルセンター 呼吸器内科）

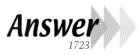

Answer
1723

ある1年目の研修医の診断

両肺野の透過性低下を認めます．間質性肺炎を考慮し，胸部CTを施行します．

解答 肺胞蛋白症（pulmonary alveolar proteinosis：PAP）

A1：胸部単純X線写真で両下肺野びまん性にすりガラス影を認める．右下肺野に淡い浸潤影を認める（図1○）．

A2：慢性経過であり，発熱や炎症反応上昇を伴わない点から感染症の可能性は低いと考えられる．びまん性肺疾患を念頭に置いて胸部CTを施行する．また，診断確定のため気管支鏡検査を行う．

解説

　胸部単純X線写真では両肺野透過性低下と右下肺野に淡い浸潤影を認める（図1○）．胸部CTでは両肺野に広範なすりガラス影を認める（図2）．また，小葉間隔壁肥厚（図3 ➡）と小葉内の微細な網状影（図3 ➡）が目立つ．

　気管支鏡検査で白濁した気管支肺胞洗浄液を回収した．また，経気管支肺生検で採取した肺組織にて，肺胞腔内に充満する periodic acid-Schiff（PAS）染色陽性の顆粒状構造物を認めた．いずれもPAPに特徴的な所見であり，画像所見（後述），緩慢な臨床経過とあわせてPAPと診断した．

　PAPは，サーファクタントの生成または分解過程の障害により，肺胞を中心とした末梢気腔内にサーファクタント由来の好酸性の顆粒状物質の異常貯留をきたす希少肺疾患である．先天性PAP，血液疾患や感染症などに起因する続発性PAP，自己免疫性PAPの3型に分類される．約9割の症例は自己免疫性である．自己免疫性PAPでは，顆粒球マクロファージコロニー刺激因子（GM-CSF）に対する中和自己抗体の存在により肺胞マクロファージが機能障害を起こし，サーファクタントが処理されず異常貯留する．診断時年齢の中央値は51歳で，男女比は2：1である．咳嗽，労作時呼吸困難が主な症状だが，約3割の患者は無症状である[1]．血液検査ではKL-6やSP（サーファクタントプロテイン）-A，SP-Dが上昇する．

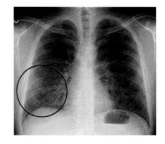

図1　胸部単純X線写真

　CT所見では，通常両側性に広範なすりガラス影を認める．しばしば正常肺領域とすりガラス影の境が明瞭に区分された地図状分布を呈し，胸膜直下は正常肺領域が保たれている場合が多い．本例でもみられたすりガラス影を背景とした広範な網目状陰影は crazy paving appearance（CPA）と呼ばれ，さまざまな急性感染症のほかに，慢性疾患ではPAPの画像所見として有名である[2]．その組織学的実態は浮腫やPAS染色陽性物質で充満したリンパ管の拡張であるとされる[1]．

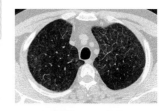

図2　胸部単純CT（上葉）

　PAPに矛盾のない画像所見と，気管支鏡検査等の病理・細胞学的所見を有していれば確定診断となる．気管支肺胞洗浄液の肉眼的所見が非常に特徴的で，米のとぎ汁様と呼ばれる白濁した外観を呈する．

　自己免疫性PAPの治療は，自覚症状とPaO2値によって規定される重症度によって異なる．低酸素血症を伴わない無症状の軽症例では自然寛解する場合もあり，経過観察が基本となる．要治療例では，区域または全肺洗浄を検討する．PAPは肺胞マクロファージの機能低下によって細菌感染を併発しやすく，ステロイド投与は感染リスクが高まるため推奨されない．

　本症例は画像・病理所見いずれもPAPとして矛盾なく，血中抗GM-CSF抗体陽性であり，自己免疫性PAPと診断した．低酸素血症を認め，専門施設に紹介し全肺洗浄を行った．

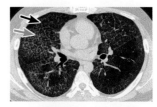

図3　胸部単純CT（下葉気管支分岐部レベル）

引用文献

1）「肺胞蛋白症診療ガイドライン2022」（日本呼吸器学会肺胞蛋白症診療ガイドライン2022作成委員会／編），pp9，pp39，pp47，pp58，日本呼吸器学会，2022

2）「胸部のCT 第4版」（村田喜代史，他／編），pp695-698，メディカル・サイエンス・インターナショナル，2018

本コーナーはWebでもご覧いただけます（過去の症例の閲覧には会員登録が必要です）：www.yodosha.co.jp/rnote/gazou_qa/index.html

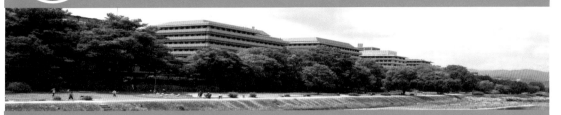
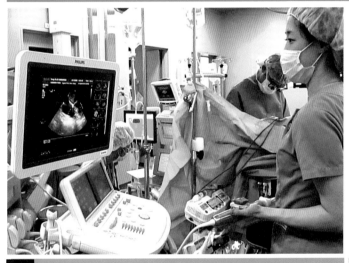

豪華賞品が当たる!!

医師・医学生 アンケート実施中

羊土社

期間限定
2023年 **10**月**31**日 まで

ただいま羊土社では, 今後のよりよい書籍づくりをめざしまして, 医師・医学生の方を対象とした
アンケートを実施中. 抽選で豪華賞品が当たるほか, 回答者全員へのプレゼントもご用意しており
ます. 奮ってご参加ください!

A賞 （3種類・各1名様）

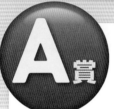

❶ 羊土社書籍

30,000円分
お好きな本を選び放題！

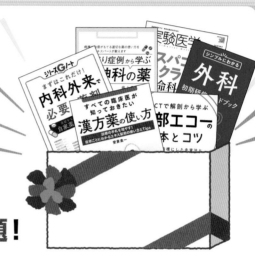

❷ 電子メモパッド ブギーボード BB-16
（キングジム）

ちょっとしたメモや, 患者さんへの説明用にも使える
オススメアイテム!
専用アプリで, 画像データ保存&編集もできます.

❸ 図書カード 10,000円分

※ 賞品のお届け先は日本国内のみとさせていただきます. 日本国内でのお受け取りができない場合は, ご応募が無効となり
ますのでご注意ください.

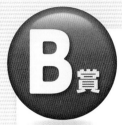

羊土社おすすめ書籍

B賞（11名様）

羊土社の人気書籍を厳選し，プレゼントします
（全11冊：各1名様）

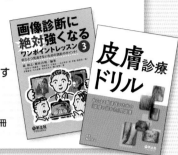

- ●皮膚診療ドリル　　●心電図の読み方やさしくやさしく教えます
- ●画像診断に絶対強くなるワンポイントレッスン3
- ●本音で語る！リウマチ・膠原病治療薬の使い方
- ●長澤先生，腎臓って結局どう診ればいいですか？　など，全11冊

H賞（20名様）「ひつじ社員」ぬいぐるみ

A賞・B賞にはずれた方のなかから抽選で
20名様に，羊土社マスコット「ひつじ社員」
のぬいぐるみをプレゼントします
※色はお選びいただけません．

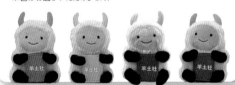

回答者全員プレゼント

回答者全員に対象書籍のなかからお好きな1冊の
WEB閲覧権（1年間）をプレゼントします

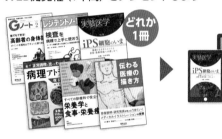

信頼されて25年

レジデントノートは
2023年も研修医に寄りそいます！

レジデントノートは年間定期購読がオススメ

発行後すぐお手元に！
送料無料でお届け！

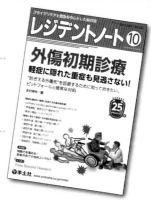
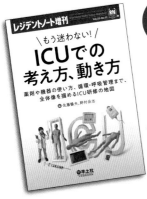

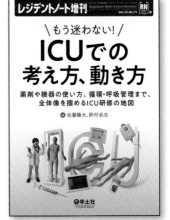

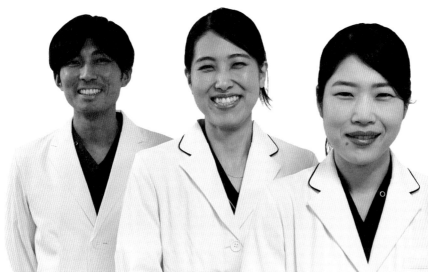

当センターレジデント

静岡県立 静岡がんセンター
レジデント募集

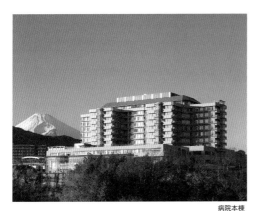

病院本棟

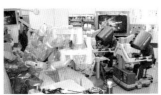

手術ロボット da Vinci

IVR科

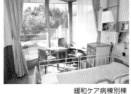

緩和ケア病棟別棟

化学療法・支持療法センター

応募締切日

令和5年 **10**月**3**日(火)
（必着）

選考日

令和5年 **10**月**10**日(火)

静岡がんセンター病院見学について

- 対象者　当センター医師レジデントを希望される方
- 期　間　年末年始・土日・祝日を除く平日　1週間以内
- 交通費　当センターまでの交通費を支給します。
- 宿泊先　当センター負担にてご用意いたします。
- 持参物　白衣

身分・待遇については当院ホームページをご覧ください。
（チーフレジデントは常勤職員（任期付）として採用します）

応募方法

下記アドレスあて
　① 氏名　② 所属
　③ 見学希望日
　④ 見学希望診療科
　⑤ 宿泊希望有無
をご記載の上、見学希望日の2週間前
までにご応募ください。

●お問い合わせ **静岡県立 静岡がんセンター** [総務課 企画人材班]
Tel.055-989-5222　E-mail:scchr34@scchr.jp　詳しくは当院ホームページをご覧ください。 https://www.scchr.jp/

 ← 当院ホームページはこちら

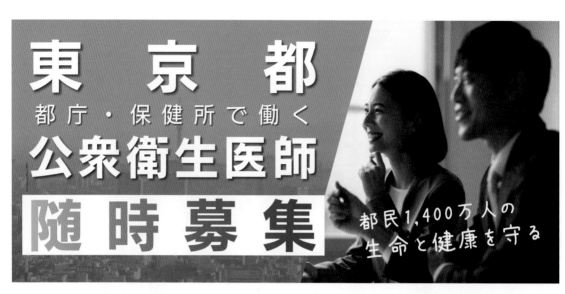

東京都
都庁・保健所で働く
公衆衛生医師
随時募集

都民1,400万人の
生命と健康を守る

公衆衛生のフィールドにチャレンジしてみませんか？

公衆衛生医師は、公衆衛生・予防医学の視点から、地域住民の健康を支える行政職の医師です。
主な職場は都庁や都内31か所の保健所。保健・医療・福祉の幅広い分野に携わり、
行政職として事業の仕組み・ルール・システム作りの役割も担います。
東京都では、公衆衛生行政の経験がなくても安心して働ける環境が整っています。

Check！公衆衛生医師採用サイト

採用関連イベントの開催情報や、
仕事・職場の魅力を発信しています。
資料請求やお問合せも随時受付中！

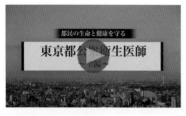

都民の生命と健康を守る
東京都公衆衛生医師

動画で分かる！
どんな仕事？
職場の雰囲気は？

東京都公衆衛生医師　募集　｜　検索

採用関連イベント情報

まずは現役公衆衛生医師と
お話ししてみませんか？
詳細・お申込みは採用サイトへ

業務説明・個別相談会

10月中旬予定：オンライン開催
11月上旬予定：都内保健所にて開催

都庁・保健所で働く医師と話せる
オンライン座談会〜トーク・カフェ〜

12月開催予定

応募資格	医師免許を取得し、初期臨床研修を修了した方
勤務場所	東京都・特別区・八王子市・町田市の保健所及び本庁
業務内容	感染症対策・精神保健・健康相談・母子保健・難病対策など
勤務条件	1日7時間45分勤務、土日・祝日及び年末年始は休み（ただし、緊急時は超過勤務・休日出勤あり）

お問合せ先　東京都保健医療局 保健政策部 保健政策課 公衆衛生医師担当
電 話：03-5320-4335（直通）　Eメール：S1150301@section.metro.tokyo.jp

 東京都

外傷初期診療
軽症に隠れた重症も見逃さない！

"防ぎえる外傷死" を回避するために知っておきたい、
ピットフォールと確実な対処

特集にあたって

吉村有矢

1 救急・ERの外傷初期診療

　救急外来・ERには毎日たくさんの外傷患者さんが受診します．昨日まで元気にしていた健康で働き盛りの若い人でも，ある日突然に交通事故や不慮の事故などで病院へ救急搬送されてしまうことがあります．研修医として普段は元気に働いている皆さんも，人生で1度くらいは外傷で病院を受診したことがあるのではないでしょうか．

　病院を受診する外傷患者の受傷機転，重症度，部位，種類はさまざまです．外傷といえば，意識障害を認める頭部外傷や，大量の腹腔内出血，複雑な四肢開放骨折など，重症で致命的なものが注目されがちですが，これらはほんの一部です．救急外来を受診する外傷患者さんのほとんどは，簡単な診察や処置だけで帰宅できるような打撲・骨折などの軽症の外傷，もしくは入院しても手術などを必要とせずに保存的治療で軽快するような中等症の外傷です．脳神経外科，整形外科，消化器外科，心臓血管外科などの外科系専門医は，手術などの根本的治療を担うことはあっても，このような軽症・中等症も含めたすべての外傷患者さんの初期診療に最初から参加することは不可能でしょうし，多部位にわたる外傷では各専門医の専門外となってしまうこともあります．

　そんな救急・ERの外傷初期診療の現場では，研修医が初期診療を担当する機会がたくさんあることでしょう．ありとあらゆる患者さんが訪れる救急・ERは，研修医にとって活躍の場であり，それは外傷初期診療も同じです．適切な初期診療を行い，必要に応じて各専門医にコンサルトをしていくことが求められます．

　一方で，蘇生や手術など高度な緊急処置が必要になるような重症外傷では，研修医の出番は少ないかもしれません．しかし，**一見して軽症・中等症に見えたり，大きな異常がなさそうに見える外傷患者さんのなかにも，実は重篤な外傷や，目の前でどんどん状態が悪化する外傷が隠れている**ことがあります．

2 防ぎえる外傷死（PTD）とは

　標準的な治療を適切に行っていれば死亡が回避できたと思われるにもかかわらず，病院前外傷救護，初期診療，検査，手術やその後の治療に問題があって，外傷患者さんが死亡してしまうことを「**防ぎえる外傷死（preventable trauma death：PTD）**」と呼びます．約20年前には日本全国の救命救急センターで亡くなった外傷患者さんの約4割がPTDであったといわれていました[1]．その後，PTDを1人でも多く減らすことを目標にして，日本の外傷診療は発展してきました．いまでは「外傷初期診療ガイドラインJATEC」をはじめとする各種のガイドラインも普及し，PTDはかなり減少したといわれています．しかし，残念ながらまだゼロにはなっていません．

　PTDはドクターヘリで救命救急センターに搬送されるような重症外傷ばかりではありません．むしろ，二次救急病院に救急車で搬送されたり，歩いて救急外来を受診したりするような，重症らしくない外傷患者さんのなかにもPTDのリスクが存在します．「軽い受傷機転だったのに…」「最初は意識もよかったのに，急に…」「CT撮影中に血圧が下がって…」「帰宅した後に，家で…」など，最初は重症ではなかったはずなのにPTDになってしまうことがあります．

3 軽症に見えて重症？ ピットフォールを回避するためには

　では，すべての患者さんにJATECの型通りにprimary survey（PS），secondary survey（SS）をやっていれば，それだけでPTDを回避することができるでしょうか？

　確かにJATECは，PTDを回避するために標準化された基本的な診療の手順を示しています．しかし，その手順をただ守るだけでは不十分で，一つひとつの手順の裏に隠された，**PTDにつながる回避すべきピットフォール**こそが重要なのです．PTDにつながる「**軽症にみえて重症？**」にはパターンがあります．初期診療におけるPTDの原因の多くは，図らずしてJATECの手順を逸脱してしまうことや，重大な損傷を見逃してしまうこと，受傷機転やバイタルサインの過小評価によって診断や処置が遅れてしまうことにあります．過去の症例報告や研究，先人の経験によって，外傷初期診療にはたくさんのピットフォールがあることがわかっていますが，具体的にどのようなピットフォールが隠れているのかは，あまり知られていませんし，JATECにもあまり詳しく書かれていません．救急・ERで外傷初期診療へ確実に対処するためには，JATECの型通りにPS，SSを単調にこなせばよいというわけではありません．**軽症に見えて重症な外傷を見逃さず，軽症・中等症に隠れたPTDを回避するためには，JATECの基本の型に加えて，外傷初期診療のピットフォールを知っている必要があります．**

今回の特集では，外傷初期診療の現場で活躍しているJATECインストラクターを中心とした経験豊富な救急医の先生方に，外傷初期診療の基本だけでなく，現場の症例でしか学べない教訓症例，ピットフォールを研修医にもわかりやすく伝授していただけるようにお願いしました．研修医は知らない，テキストには書いていない"Behind JATEC"のピットフォールと回避術がたくさん書かれています．PTDの撲滅をめざして，一緒に勉強しましょう！

引用文献

1）大友康裕，他：重症外傷搬送先医療施設選定には，受け入れ病院の診療の質評価が必須である―厚生科学研究「救命救急センターにおける重症外傷患者への対応の充実に向けた研究」の結果報告―．日本外傷学会雑誌，16：319-323，2002

Profile

吉村有矢（Yuya Yoshimura）

八戸市立市民病院 救命救急センター 副所長
救急指導医，外傷専門医，熱傷専門医．東京近郊で生まれ育ちましたが，酷暑の都会を脱出して，はや十数年．青森の地方暮らしがすっかり長くなりました．夏は涼しくて，冬も雪が少なく，新鮮で美味な食に恵まれた八戸で救急研修なんて，いかがでしょうか？ 最近は県内の温泉とサウナ，外傷初期診療に潜んでいるピットフォールを研究しています．

【軽症も重症も！　確実に対処する外傷初期診療】

primary surveyと secondary surveyのポイント

高田忠明

① 外傷診療は多職種の医療従事者によるチーム医療であることを念頭に行う
② ABCDEアプローチ，primary surveyやsecondary surveyの診察の流れを身につける
③ ABCDが悪化したときは，ABCの再確認を行う
④ 「時間」を意識した外傷初期診療を行う

はじめに

　外傷初期診療においては，四肢が複雑に変形しているような「重症度」が高いと判断できる外傷患者であっても，緊張性気胸や腹腔内出血などの各種ショックを引き起こしうる「緊急度」の高い病態の検索と処置を優先します．また，一見して軽症と思われる外傷であっても，心タンポナーデなど生死にかかわる傷病が隠れていることがあり，見落としのない診療が求められます．

　輸液や輸血などの処置でバイタルサインが安定しても，気を抜いてはいけません．ショックの原因に対する処置（多くの場合は出血性ショックに対する止血術）がなされなければ，再度ショックに陥ります．止血術がなされるまで気を緩めることなく，時間を意識した迅速な診療や検査・処置を心がけましょう．

　本稿では，外傷初期診療において，国際的な共通概念として定型化されたABCDEアプローチや，診療の根幹となるprimary surveyとsecondary surveyについて解説します．なお，primary surveyとsecondary surveyの流れ・診察のポイントはそれぞれ一覧表にまとめて稿末に掲載していますので，そちらもあわせてご覧ください（図1，2）．

1 チーム医療の重要性

1) 外傷におけるチーム医療

外傷診療では生命予後だけでなく機能予後の改善をめざし，複数の医療者が協働します．特に多発外傷の際には，各傷病に対する蘇生処置・根治術の優先順位を立てて，診療を行っていかねばなりません．

2) 情報共有

病院前情報を皆で共有し，患者到着前から役割分担を行い，診療の方針を立てておくことが重要です．特に複数医師で診療にあたる場合は，チームリーダーとなる医師を明確にしておきましょう．

リーダー医師は診療・手技に参加せず，患者容態から今何をすべきかを把握し，チームの状況をみながら，人員の配置，情報収集と共有，意思決定を行います．指示を出す際のポイントは「誰が」「何をするのか」を明確にすることです．

また，すべてのメンバーは，共通した診療手順のもとに診察・手技・検査を実施し，その所見などの情報を適宜リーダーに伝達していきましょう．割り当てられた各種処置を完遂できないときはもちろんですが，処置が完遂できたときも，すみやかにリーダー医師に報告することが重要です．

2 primary surveyと蘇生：生命を脅かす生理学的徴候の把握と蘇生処置を行う

1) 第一印象で緊急度を確認しよう

救急車から初療室まで移動中の患者に接触し，下記のような簡便な方法でA・B・C・D・Eを評価し，患者の緊急度を把握します．

橈骨動脈を触知しながら，脈拍，体温や冷感湿潤の有無を評価し（C, E），頸部や胸部を目視し呼吸促迫や努力呼吸の有無を確認します（B）．また，並行して「お名前は？」などと話しかけ，その返答で気道の開通（A）や意識障害（D）の有無を評価します．

2) primary survey (PS)

　PSでは，ABCDEアプローチによる身体診察，エコー検査，胸部・骨盤部単純X線画像撮影を行い，生命を脅かす傷病の検索を行います．2〜3分程度で終われるように迅速に実施しましょう．

　なお，PSとSSの評価中にバイタルサインが悪化した場合は，必ずABCDEアプローチによる再評価を行います．

A) 気道確保と頸椎保護：airway & cervical spine immobilization

　まず，気道閉塞の有無を調べるために，視診と聴診を行います．顔面・口腔外傷や熱傷を認めた場合は，気道閉塞の可能性を念頭に，口腔内の異常音，喘鳴，嗄声の有無など，音を聴いて確認します．意識障害のために発声ができない場合は，口元で空気の出入りを感じましょう．陥没呼吸やシーソー呼吸，気管牽引は上気道閉塞の所見です．直ちに気道確保を行います．

　なお，外傷患者では，頸部の観察や気道確保時は用手的に正中中間位で頭部保持を行い，頸椎損傷が除外されるまで頸椎カラーの装着を継続しますが，気道確保を犠牲にしてまで頸椎保護が優先されることはありません．

B) 呼吸：breathing

　致死的胸部外傷「TAFな3X (T：心タンポナーデ，A：気道閉塞，F：フレイルチェスト，3X：緊張性気胸・開放性気胸・大量血胸)」を同定するために，身体診察とSpO$_2$測定，胸部X線検査，エコー検査を行います．視診・聴診・打診・触診を行いますが，**ポイントは，頸部も同時に観察することと，視診上判断しにくい呼吸運動評価時には触診を併用することです**．吸気補助筋である胸鎖乳突筋の使用の有無，気管偏位や頸静脈怒張の有無，胸郭運動を評価しましょう．

　酸素投与でも改善しない低酸素血症や換気が不十分な場合には，補助換気や陽圧換気を行いましょう．ただし，循環血液量減少時や気胸がある際には，陽圧換気による血圧低下や緊張性気胸の出現に注意が必要です．

C) 循環：circulation

　極論すると，ショックの同定，出血源（外出血，内出血）の検索，蘇生処置，この3つを行います．

① ショックの同定

　ショックを同定する際は，心拍数や血圧だけでなく，毛細血管再充満時間（capillary refill time：CRT），皮膚所見，意識レベルなどで総合的に評価します．ショックを同定したら，出血性ショックなのか，非出血性ショックなのかを判断していきます．非出血性

ショックを疑う場合は，緊張性気胸や心タンポナーデの可能性をまず考慮します．いずれの病態も迅速な処置を行うことで状態改善が期待できるからです．神経原性ショックの場合，四肢や下肢に麻痺を認めること，冷汗を認めないことや徐脈となることから鑑別がつきます．

スポーツ選手，妊婦，高齢者，降圧薬などの服用患者やペースメーカー装着患者ではショックであっても頻脈とならないこと，また出血病変の急性期にはヘモグロビン値は変化しないことに注意しましょう．

② 出血源の検索

次に，出血源の検索です．外出血の同定は視診で行います．内出血ですが，PSではMAP（M：大量血胸，A：腹腔内出血，P：骨盤骨折・後腹膜出血）を検索します．胸部・骨盤部の単純X線検査と外傷超音波検査（focused assessment with sonography for trauma：FAST）を用い，心嚢液貯留，血胸，腹腔内出血，骨盤骨折（後腹膜出血の可能性あり）の有無を確認します．なお，FASTの観察部位は，心嚢，モリソン窩，脾周囲，膀胱周囲，胸腔です．

③ 蘇生処置

上記を行いながら，蘇生処置を並行していきます．外出血を同定した時点で，用手圧迫やターニケットによる止血処置を行います．内出血は体表から制御できないために，開腹止血術や一時的な大動脈遮断といった高度な処置が必要となることがあります．

末梢静脈路はできるだけ太い留置針（可能であれば14〜18 G）で，上肢へ少なくとも2本以上を確保します．末梢静脈路確保が困難な場合は，躊躇せずに，骨髄路や中心静脈路からの輸液を開始しましょう．プレホスピタルでの輸液量も含めて，成人であれば1 L，小児は20 mL/kgを目安として，39℃に加温した糖を含有しない細胞外液を急速投与し，その反応性をみます．状況によっては，輸液反応性をみることなく，初療室入室直後から輸血を開始することがあります．

D）中枢神経障害の評価：dysfunction of central nerve system

ここでの目的は，生命を脅かす重症頭部外傷の察知です．Glasgow Coma Scale（GCS）で意識レベルを確認し，瞳孔不同や対光反射の有無，片麻痺の有無を評価します．GCSが8点以下の場合，GCS 2点以上の急激な低下を認めた場合，瞳孔不同・片麻痺・Cushing現象から脳ヘルニアが疑われる場合を，外傷初期診療では「切迫するD」と表現します．切迫するDを認めたときは，secondary surveyの最初に頭部CT検査を実施し，緊急手術が必要となる頭蓋内の傷病の有無を評価します．

ABCの蘇生が不十分であった場合，二次性脳損傷をきたすことに注意せねばなりません．切迫するDがあったとしても，ABCの安定化を優先することを覚えておきましょう．

E) 脱衣と体温管理：exposure and environmental control

ここでの注意点は以下の2点です．

① A・B・C・Dの評価と並行して，全身の脱衣を行い，体幹前面や四肢の観察ができるようにします．循環動態が不安定で，背面からの出血を疑う場合は，この時点で背面の観察を行います．

② 診察の妨げにならないようにしつつ，病院到着直後から保温に努めます．低体温は出血傾向を助長するだけでなく，生命を脅かす危険因子だからです．

3) 総括

PSを終了したら，容態とその程度，行った処置とその後のプランについてチームで共有しましょう．ABCが安定していれば，SSに移ります．

3 secondary survey (SS)：治療を要する損傷のすべてを探し出す

SSでは損傷を検索するために，前面を頭から足先まで観察し，次いで背面を観察します．ポイントは，各部位の診察時に患者の訴えに耳を傾けながら，視診・聴診・打診・触診を行っていくことです．耳道，尿道，直腸なども含め，すべての孔を観察することを忘れないように注意してください．

まず，前述の切迫するDがあるときは，SS開始時に頭部CT検査を実施します．状態が許せば，この際に全身CT撮像を考慮します．

次は病歴聴取で，キーフレーズは「AMPLE」です．A：アレルギー，M：常用薬，P：既往歴と妊娠の有無，L：最終経口摂取時刻，E：受傷機転や受傷現場の状況を，迅速かつ簡潔に聴取します．受傷機転や生体への外力の加わり方を考察することで重症傷病や損傷部位の推測が可能となるため，現場の状況については，患者だけでなく救急隊や関係者からも必ず聴取するよう心がけてください．

1) 頭部・顔面

気道確保や補助換気の妨げとなるような開口障害や顔面骨骨折，気道閉塞をきたす原因となりうる出血や異物の有無，診断の遅れが機能予後不良となりうる眼球運動異常や視力障害などを確認します．

2) 頸部

咽頭・気管損傷，頸動脈損傷は緊急性が高く，見落としてはいけません．嗄声の有無，頸部絞扼感，頸部腫脹の有無を確認します．後頸部については，触診で頸椎・頸髄損傷を疑う所見があるときは，頸椎CTを撮像します．頸椎カラーは診察時のみ解除し，その際には介助者による用手的頭部保持を継続します．

3) 胸部

除外すべきものをPATBED2Xとして記憶します〔「胸部外傷：胸が痛い？ 呼吸が悪い？」表（p.1760）参照〕．視診・聴診・触診・打診を行います．胸郭評価では，胸骨中央部を圧迫し，次に両側の肋骨を1本ずつ，前面から背面まで触診し，疼痛部位の確認をします．

4) 腹部

注意すべきポイントは，管腔臓器や膵臓損傷の場合，受傷早期には身体所見が乏しいことがあるということです．シートベルト痕や打撲痕の有無を確認し，腹部への外力を推測し，損傷を判断します．なお，腹腔内出血があっても，腹部が膨隆してくるのは稀です．腹腔内出血の検索についてはFASTの感度が高いので，必ずくり返し実施しましょう．

5) 骨盤

骨盤骨折とそれに伴う後腹膜出血，尿路・直腸損傷を見逃さないようにします．骨盤輪が破綻した骨盤骨折は周辺の靱帯や血管損傷を合併することがほとんどで，生命を脅かす後腹膜出血をきたしえます．PSで撮像した単純X線画像で骨盤輪を破綻させる骨折がないことを確認したら，X線画像では判読困難な骨折の検索目的で，恥骨部・腸骨翼・仙腸関節部を圧迫，次に，他動的に股関節を内旋・外旋します．

最後に，患者の承諾を得てから，生殖器や会陰部，肛門の観察を行います．骨盤骨折や泌尿生殖器近傍の打撲，脊椎・脊髄損傷を疑う場合には，直腸診を行います．直腸粘膜の連続性，前立腺の高位浮動感，肛門括約筋の緊張度合を調べます．

なお，尿道損傷の徴候である前立腺の高位浮動感がないことを確認してから，必要に応じて尿道カテーテル留置を行います．

6) 四肢

切断肢や開放骨折，広範囲の軟部組織損傷，コンパートメント症候群，血管損傷，脱臼は緊急性が高い損傷です．患者の訴えを中心に，骨・関節の解剖を意識して，可動域制限や運動による疼痛誘発の有無を確認します．注意すべき点は，受傷早期には腫脹を伴わない骨折があるために，くり返し身体所見をとる必要があるということです．また，初学者

で忘れがちなのが，血流・血管拍動や運動・知覚の評価です．必ず実施しましょう．
　開放創は，深達度と汚染の程度を評価します．筋膜を超える開放創があるときは，創縁の消毒やガーゼ被覆にとどめ，専門医にコンサルトをします．

7) 背面

　ポイントは，観察時の体位と実施前後でのバイタルサインの変動の有無です．不安定型骨盤骨折では，仰臥位のまま全身を持ち上げるflat lift法を用います．また，全脊柱を軸にして丸太を転がすように動かすlog roll法を行う際は，健側がベッドに接するように転がします．特に骨盤骨折がある場合は，実施後に出血が増悪し，バイタルサインが悪化することがあります．

8) 神経

　SSでの頭部CTの適応と撮像のタイミングを整理しましょう〔「頭部外傷：意識が悪くなった！？ さっきまで元気だったのに…」（pp.1774〜）〕．また，特に脊椎・脊髄損傷がある場合には，詳細な神経診察を実施し，損傷の高位レベル，麻痺の程度を評価しましょう．

9) FIXESをチェックしよう

　見落としがないかをチェックします．キーフレーズは「FIXES」です．

10) 総括

　患者容態，傷病と実施した処置をチームで再確認後，根本治療や転送の判断をします．

■ おわりに

　初期研修医や外傷診療に慣れていない医師には，外傷初期診療に苦手意識をもっている方が多いように感じます．しかし外傷初期診療は定型的アプローチで行うので，その概念と流れを身に着けてしまえば，臆することなく診療することができるようになるでしょう．
　興味のある方は，「外傷初期診療ガイドライン第6版」を手にとってみたり，JATECコースの受講を検討してみてください．

チームの確立と役割分担	第一印象で緊急度を確認しよう

【受け入れ準備とチーム医療実践のポイント】
・人員招集し，病院前情報を共有する
・リーダーの確立と，各人員への役割分担を行う
・処置を完遂した際も，完遂できない場合もリーダー医師に報告し，チームで進行状況を共有しよう

【救急車から初療室までの移動中に緊急度を把握】
・A：発声できるかどうか
・B：呼吸促迫や努力呼吸の有無（目視）
・C：橈骨動脈触知，末梢冷感の有無
・D：名前をよびかけ返答できるかどうか
・E：触診で，冷感湿潤があるかどうか
※異常を認めたものを宣言し，チームで共有！

2〜3分で実施！

A) 気道確保と頸椎保護：airway & cervical spine immobilization

【診察のポイント】
・視診，聴診，触診で判断
・発声できれば気道は開通
・気道閉塞疑い→吸引や気道確保を実施
・口腔内出血時は，気道閉塞の危険性あり！
・安定化が確認できるまで高濃度酸素を継続投与

【気管挿管の適応】
・Aの異常：気道閉塞
・Bの異常：酸素投与で対応困難な低酸素血症
　　　　　換気不全（高炭酸ガス血症）
・Cの異常：ショック
・Dの異常：切迫するD，咽頭反射の消失時

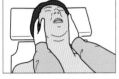

用手的頸椎保護
文献1より引用.

【頸椎保護の適応】
・受傷機転から頸部外傷が疑われるとき（転落，急速減速性外傷など）
・鎖骨より頭部側に外傷を認めるとき
・頸部痛や頸髄損傷を示唆する所見を認めたとき
・頸部痛を訴えられない外傷患者（意識障害，アルコールなどの中毒，精神科疾患）
※気道確保が最優先！

B) 呼吸：breathing〔致死的胸部外傷の検索〕

【診察のポイント】
・視診：胸郭運動，胸鎖乳突筋使用・気管偏位・頸静脈怒張の有無
・聴診：左右差や異常呼吸音の有無
・打診：鼓音（気胸），濁音（血胸）
・触診：気管偏位，皮下気腫，圧痛，胸郭運動

【除外すべき致死的胸部外傷 TAF3X：タフなスリーX】

損傷・病態	英語表記	身体所見・エコー所見
心タンポナーデ	T：cardiac **t**amponade	ショック徴候，頸静脈怒張，FAST：心嚢液貯留
気道閉塞	A：**a**irway obstruction	発声不可，陥没呼吸，気管牽引
フレイルチェスト	F：**f**lail chest	胸郭動揺，吸気時の患側胸郭挙上不良
緊張性気胸	X：tension pneumothora**x**	患側胸部所見：持続する胸郭挙上・呼吸音減弱・鼓音，健側への気管偏位，頸静脈怒張，lung sliding sign の消失
開放性気胸	X：open pneumothora**x**	胸壁に気管径の2/3以上の大きさの欠損，吸気時に創孔から胸腔内に血液などが吸い込まれる（sucking chest wound），lung sliding sign の消失
大量血胸	X：massive hemothora**x**	患側の呼吸音減弱・濁音・胸部単純X線画像でのびまん性透過性低下，FAST：胸腔内 echo free space

図1 患者受け入れ準備と primary survey
　　　文献1を参考に作成.

（次ページへ続く）

C）循環：circulation〔出血源の検索，蘇生処置〕

【診察のポイント】
- ・ショックの同定：呼吸数，血圧，心拍数，意識レベル，CRT，皮膚所見，血液ガス分析（乳酸値）で総合的に判断する
- ・内出血評価：単純X線とFASTでMAPを検索
- ・外出血へは，圧迫止血を実施
- ・末梢静脈路は18 G以上の太い針で上肢から2ルート確保，困難なときは，骨髄路や中心静脈路を迅速に確保
- ・初期輸液は，成人1 L，小児20 mL/kgにとどめ，輸液反応性を評価する．反応不良の場合は，大量輸血を開始

【MAP】

損傷・病態	英語表記	身体所見・エコー所見
大量血胸	M：massive hemothorax	患側の呼吸音減弱・濁音・胸部単純X線画像でのびまん性透過性低下，FAST：胸腔内echo free space
腹腔内出血	A：abdominal hemorrhage	腹部膨隆，FAST：腹腔内echo free space
骨盤骨折・後腹膜出血	P：pelvic fracture	骨盤部単純X線画像

D）中枢神経障害の評価：dysfunction of CNS（切迫するDを検索！）

【診察のポイント】
- ・① GCS≦8，② GCSが急速に2点以上低下，③ 脳ヘルニアを伴う所見（瞳孔不同，片麻痺，Cushing現象）のいずれかを満たせば「切迫するD」！→脳神経科Call！頭部CTのスタンバイ
- ・二次性脳損傷を回避するためにも，ABCの安定化を優先しよう

E）脱衣と体温管理：exposure & enviroment control

【診察のポイント】
- ・体幹前面がすべて観察できるように，着衣は体幹・四肢の前面で裁断する
- ・低体温症は血液凝固障害を助長し，生命を脅かす危険因子となるために，毛布や加温輸液などを用いる

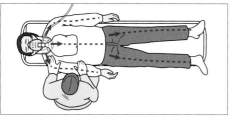

脱衣時の鋏の入れ方
文献1を参考に作成.

切迫するD
文献1より引用.

図中：
① GCS 合計点≦8
② 経過中に GCS 合計点が 2 点以上低下
脳ヘルニア
③ 意識障害あり（GCS 合計点≦14）かつ脳ヘルニア徴候
・瞳孔不同
・片麻痺
・Cushing 現象

総括：チームで共有

【診察のポイント：下記をチームで共有しよう！】
- ・ABCの安定化がなされているかどうか
- ・実施した処置とその効果，見落としややり残した処置がないか
- ・自院で対応できるかどうか，転院が必要かどうか
- ・SSをはじめられるかどうか

図1　患者受け入れ準備とprimary survey（続き）
文献1を参考に作成.

切迫するD		あり	頭部CTへ．ABC安定なら全身CT撮像も検討

↓ なし

【AMPLE聴取】
- A：allergy（アレルギー）
- M：medication（常用薬）
- P：past history/pregnancy（既往歴/妊娠の有無）
- L：last meal（最終経口摂取時間）
- E：events/environment（受傷機転，現場の状況）

【危険な受傷機転】
- 同乗者死亡を伴う単独事故
- 車外放出や高度破損（ボディやハンドル変形など）を伴う車両事故
- 車に轢かれた，5 m以上飛ばされた
- 体幹部が挟まれた
- 機械に挟まれた
- 6 m以上の高度墜落
- 運転者とバイクが離れたバイク事故

受傷機転からその外力と損傷部位と程度を推測しながら，身体診察を行おう

【診察のポイント】
※頭の先から爪先だけでなく，背面の確認を忘れないようにしよう
① 頭部・顔面：頭蓋底骨折のサイン（パンダの目，髄液漏，鼓膜内出血）
　　　　　　　眼瞼浮腫が増悪する前に，視野や視力の変化を確認したい
　　　　　　　顔面損傷は出血が高度となることがある．出血による気道閉塞に注意しよう
② 頸部：嗄声の有無，頸部絞扼感，頸部腫脹の有無を確認．触診で頸椎・頸髄損傷を疑う場合頸椎CTを撮像
③ 胸部：PATBED2X（他稿参照）を除外．胸骨，鎖骨，肋骨1本ずつ触診しよう
④ 腹部：腹腔内出血初期は，腹部膨隆や腹部所見を認めないことがある．FASTをくり返し実施し，変化に注意しよう
⑤ 骨盤：骨盤部単純X線で明らかな骨折を認める場合は，用手的骨盤診察は出血を助長させる危険性があるため禁忌
⑥ 四肢：緊急性が高い損傷は，血管損傷，広範囲軟部組織損傷，コンパートメント症候群，脱臼，開放骨折，切断肢
　　　　患者の訴えを聞きながら，圧痛の有無や関節可動域や運動誘発疼痛の有無を評価しよう
⑦ 背面：不安定性骨盤骨折がある場合はflat lift法で患者を持ち上げる．丸太を転がすようにするlog roll法は健側が
　　　　ベッドに接するように行う
⑧ 神経：PSよりも詳細な診察を行う．脊椎・脊髄損傷を疑うときは，損傷の高位レベルや運動麻痺・感覚障害の程度
　　　　を明らかにしよう

ABCが安定していれば，異常所見部位について画像検査を実施しよう

創部処置，破傷風予防，抗菌薬投与を検討・実施しよう

見落としのチェック「FIXES」

【FIXES】
- F：finger or tube into every orifice.
　　耳道や直腸診，胃管・尿道カテーテル留置は？
- I：iv，im（静注・筋注）．破傷風トキソイドや抗菌薬，トラネキサム酸投与は？
- X：X線検査・CT検査依頼は？ 読影は？
- E：ECG．12誘導心電図は？
- S：splint．骨折に対してシーネ固定は？

根本治療 or 転院

図2 secondary survey
　　文献1を参考に作成．

引用文献

1）「改訂第6版 外傷初期診療ガイドライン JATEC」（日本外傷学会，日本救急医学会／監，日本外傷学会外傷初期診療ガイドライン改訂第6版編集委員会／編），へるす出版，2021

参考文献・もっと学びたい人のために

1）「改訂第6版 外傷初期診療ガイドライン JATEC」（日本外傷学会，日本救急医学会／監，日本外傷学会外傷初期診療ガイドライン改訂第6版編集委員会／編），へるす出版，2021

2）「改訂第3版 外傷専門診療ガイドライン JETEC」（日本外傷学会／監，日本外傷学会外傷専門診療ガイドライン改訂第3版編集委員会／編），へるす出版，2023

Profile

髙田忠明（Tadaaki Takada）

徳島赤十字病院 高度救命救急センター
初期研修修了後，北は青森，南は沖縄まで，各地の救命救急センターで研鑽を積みました．各ガイドラインを診療の軸としつつも，生理学的な視点を大事にしながら，患者さんの容態に応じて柔軟に対応していけるような若手医師を育成することに尽力している日々です．ぜひ一度見学にいらしてください．

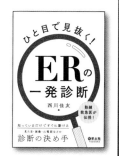

【軽症も重症も！ 確実に対処する外傷初期診療】

受傷機転：軽症なの？ 重症なの？

光銭大裕

① 重症外傷が必ずしも高リスク受傷機転とは限らない
② 受傷機転は傷病者にどのくらいのエネルギーが加わったのかという観点で聴取する
③ 『人・物・場所』を意識して聴取する

はじめに

　受傷機転を把握するため，事故の種類，様式，安全装置（シートベルト，エアバッグなど）の作動状況についての情報を収集します．重症外傷が予想される・重症の可能性が高い受傷機転として，高リスク受傷機転が有名です（表1）．しかし，重症外傷が必ずしも高リスク受傷機転であるとは限りません．軽微な受傷機転の外傷であっても，実は重症で緊急度の高い外傷をアンダートリアージしないようにしなければなりません．受傷機転に生

表1 高リスク受傷機転

- 同乗者の死亡した単独事故
- 車外に放出された車両事故
- 車の高度な損傷を認める車両事故
- 車に轢かれた歩行者・自転車事故
- 5 m以上もしくは30 km/時以上の車に跳ね飛ばされた歩行者・自転車事故
- 運転手が離れていた，もしくは30 km/時以上のバイク事故
- 高所からの墜落（6 m以上または3階以上を目安，小児は身長の2から3倍程度の高さ）
- 体幹部が挟まれた
- 機械器具に巻き込まれた

文献1より引用.

理学的評価，解剖学的評価を加えることでアンダートリアージが減るとされます．また，生理学的，解剖学的評価で大きな異常がなくても受傷機転も考慮することでその後の診療マネージメントの参考になります[1]．

1 症例提示

症例1

　70歳代男性，耕運機に乗車中，畑端の段差により耕運機ごと横転して受傷し救急要請となった．救急隊現場到着時，胸部と腰部の疼痛の訴えあり．血圧110/80 mmHg，心拍数80回/分，SpO_2 95％（酸素10Lマスク），意識クリアー．救急隊は重症対応で搬送した．2年目初期研修医が「バイタルサインも安定しているし，経過観察入院かな」と対応していたところ，みるみる血圧低下あり，救急上級医も応援に駆けつけ，対応することとなった．外傷性血気胸，不安定型骨盤骨折で緊急IVRとなった．

　乗用車の横転事故は重症が少ないという報告もありますが，耕運機には乗っている人を守る車体構造はなく，乗用車のようにエアバッグなどの安全装置もなく，事故による重症化のリスクが高い傾向にあります[2]．シートベルト着用頻度も少なく，重症につながりやすいです．この症例ではバイタルサイン，全身観察で重症所見がなくても，受傷機転から重症と判断すべきです．

　同じようにバイクなども体を守る構造物はなく，体にかかるエネルギーは高く，重症になりやすいです．事故後のバイクとドライバー（傷病者）の距離，ヘルメットの種類・しっかりつけていたかも確認します．自転車はバイクほどのスピードや重量はありませんが同じく安全装置はなく，自転車からの転落や自動車との事故では重症になる傾向にあります[3]．

症例2

　30歳代男性，自動車単独事故．居酒屋で飲酒後に運転し帰宅途中，ガードレールに衝突して受傷．車の変形は軽度．救急隊現場到着時，胸腹部の痛みを訴えていた．血圧110/80 mmHg，心拍数80回/分，SpO_2 95％（酸素10Lマスク），意識クリアー．全身固定で搬送された．2年目初期研修医が対応，搬入時より冷汗あり，血圧低下，頻脈，低酸素血症あり，救急上級医も駆けつけ対応にあたった．primary surveyにて緊張性気胸と判断し，脱気と胸腔ドレーン挿入にてバイタルサインは安定した．救急隊に聞くと接触したときはエアバッグが作動していたが，シートベルトはしていなかった．

　自動車事故では安全装置が適切に使用されていたかも大事な情報です．シートベルト着用の有無，エアバッグ作動の有無，チャイルドシートは適切に使用されていたかなどを聴取します．シートベルトは乗用車事故の死亡率を大きく低下させ，中等症・重症損傷リスクを50％下げるとされています[1]．しかし，シートベルト装着が原因で，特異的な部位，組み合わせ（パターン）の損傷を生じることもあります（図1，2）．このような受傷機転

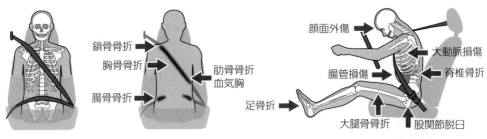
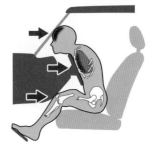

図1 運転手のシートベルトと外傷のパターン

シートベルトが直接触れる部位の鎖骨，胸骨，肋骨，腸骨の骨折，腸管の損傷が起きる．さらに急激な減速によって胸腰椎骨折，胸部大動脈損傷が生じることがある．また，エアバッグやフロントガラス，ペダルなどにぶつかればさらに顔面や下肢の外傷も生じることになる．
文献1, 4を参考に作成．

【図1 ラベル】
鎖骨骨折
胸骨骨折
腸骨骨折
肋骨骨折 血気胸
顔面外傷
大動脈損傷
腸管損傷
脊椎骨折
足骨折
大腿骨骨折
股関節脱臼

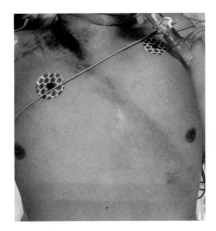

図2 シートベルト痕
画像提供：吉村有矢先生（八戸市立市民病院 救命救急センター）

と損傷のパターンを知っておくことや，受傷機転とその外力の方向，程度から損傷部位やその損傷の程度をイメージすることが非常に重要です．エアバッグも死亡率低下に貢献していますが，シートベルトがあってはじめて威力を発揮します．

2 受傷機転聴取のポイント

受傷機転は傷病者にどのくらいのエネルギーが加わったのかという観点で聴取します．エネルギーが高ければ重症になります．事故概要としてまずは事故様式を聞き，そのうえで『人・物・場所』を意識して聴取しています．

表2 受傷機転聴取のポイント

『人』	・人 vs 車か？ ・傷病者が車外放出？ ・同乗者死亡？ ・アルコールあり？
『物』	・車種 ・車体変形の程度 ・救出作業が必要であった（傷病者が挟まったなど） ・安全装置の使用状況（ヘルメット，シートベルト，エアバッグ）
『場所』	・墜落では高さ，地面の性状（コンクリートなど） ・高速道路（ハイスピードのことが多い）

1）『人』

　　人と車の事故では軽症そうでも重症が多いです[5]．同乗者死亡，傷病者が車外放出（部分的でも）された場合も事故のエネルギーが大きく，重症であることが多いとされています[6]．アルコールの入っている場合は滑って転倒など受傷機転が派手ではなくても重症になる傾向があり，飲酒にかかわる外傷では注意を要します[7]．

2）『物』

　　車種，車体変形の程度，安全装置の使用や作動状況を聴取します．車の居住空間に約30 cmの変形，車の外部の変形（凹み含め）約45 cmは重症となるリスクが高いとされています．車内から救出作業を要したということも車の変形を示唆する所見であり，重症になる傾向があります[6]．

3）『場所』

　　高速道路での事故はハイスピードのことが多いです．墜落の場合，高さだけでなく，地面の性状も重要な情報です．高さについては3 mを重症化の目安と考えます[6]．小児では3 mもしくは身長の2倍以上で重症化するとされています[1]．

　　受傷機転聴取のポイントを表2にまとめました．

■ おわりに

　　受傷時のバイタルサインや疼痛部位などから重症判断されなくても，受傷機転から損傷部位やパターンをイメージして重症を予測し対応することで，病院での初動の遅れを予防できます．

■ 引用文献

1）「改訂第6版 外傷初期診療ガイドライン JATEC」（日本外傷学会，日本救急医学会／監，日本外傷学会外傷初期診療ガイドライン改訂第6版編集委員会／編），へるす出版，2021

2）大浦栄次，他：トラクター事故の作業様態別事故分析 －全共連生命・傷害共済証書より抽出した1043例について－.
https://www.kouseiren-ta.or.jp/pagedata/n-tnouson/kaisi/kaisi_38/380328.pdf

3）Arshad Z, et al：Cycling-related trauma admissions to the major trauma centre in the cycling capital of the United Kingdom. Injury, 53：3970-3977, 2022（PMID：36195513）

4）Greenston M, et al：Clinical Significance of the Seat Belt Sign as Evidence of a Compromised Occupant-Seat Belt Relationship. J Emerg Med, 56：624-632, 2019（PMID：30929762）

5）Haider AH, et al：Mechanism of injury predicts patient mortality and impairment after blunt trauma. J Surg Res, 153：138-142, 2009（PMID：18805554）

6）Newgard CD, et al：National guideline for the field triage of injured patients：Recommendations of the National Expert Panel on Field Triage, 2021. J Trauma Acute Care Surg, 93：e49-e60, 2022（PMID：35475939）

7）Wagner N, et al：The influence of alcohol on the outcome of trauma patients：a matched-pair analysis of the TraumaRegister DGU®. Eur J Trauma Emerg Surg, 46：463-472, 2020（PMID：31555876）

Profile

光銭大裕（Daiyu Kohsen）
東京都立多摩総合医療センター 救命救急センター

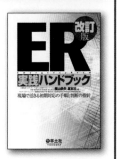

【軽症も重症も！ 確実に対処する外傷初期診療】

輸液と輸血：ショックなの？

森　仁志

① ショックの初期は血圧が保たれる！ 血圧が下がりはじめる前にショックを認識
しよう

② 外傷死の三徴（低体温，凝固障害，アシドーシス）を悪化させない

③ トラネキサム酸を早めに投与しよう

はじめに

　　外傷初期診療においては，出血性ショックの過小評価と決定的治療（手術や止血術など）の遅れが"防ぎえる外傷死"の原因となります．重症度判断を誤ると危機的な状態を招いてしまう場合もあるため，よくある症例を通じて陥りがちなピットフォールを確認していきましょう．

症例

　　20歳代男性．飲酒後に雨の中バイクで走行中，スリップして転倒したとのこと．来院時は血圧150/40 mmHg，心拍数110回/分，呼吸数34回/分，SpO2 100％（O2 10 L/分 リザーバーマスク），体温36.0℃，JCS 2．診察には非協力的で「やめろ，帰る」とくり返している．primary survey, secondary surveyを行いながら，あなたは早く酔いが醒めて帰宅してほしいと思っていた．

　　そこへひょっこりと現れた上級医が一言「この患者さん骨盤骨折がひどいけど，バイタル大丈夫？」しまった，いらいらして，どうせ大丈夫だろうとちゃんとX線を見ていなかった．そういえば，secondary surveyのとき手先が冷たいと感じたけれど，雨のせいかと思っていた．お酒のせいかと思っていたけれど，乳酸値も高かったような…そういえばさっきまで悪態をついていたのに，今は静かだ．そこに看護師さんの叫び声が！「先生，血圧測れません！」

1 血圧にだまされるな！

　外傷初期診療において過小評価は生命の危機をもたらします．しかし重症外傷の約30％が初期に過小評価されたという話もあります[2~4]．原因として身体所見，検査所見を見誤ることがあげられます．ショックの初期には血圧が保たれることが多く（図1），過小評価につながります．ショックは体の需要に見合った酸素が組織に供給されない状態であり，血圧が低いことではありません．出血により酸素供給量が低下すると乳酸値が上昇します．また呼吸数が増加し，末梢血管の収縮が起きます．結果として末梢冷感，湿潤，網状皮斑が出現し，バイタルサインのなかでは低血圧よりも早期に頻呼吸，頻脈が出現します（図1）．循環血漿量の約30％以上を失わないと血圧は低下しないため注意が必要です．血圧が下がりはじめるより前にショックを認知しましょう！

2 出血性ショックを疑ったら，人を集めよう！

　外傷初期診療での蘇生の鍵は，早期の輸血開始と決定的治療までの時間の短縮です．外

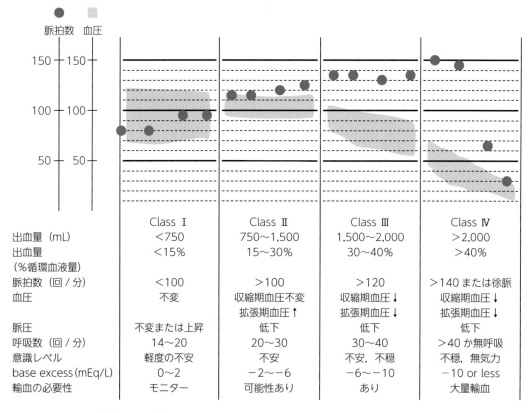

	Class I	Class II	Class III	Class IV
出血量（mL）	<750	750~1,500	1,500~2,000	>2,000
出血量（％循環血液量）	<15%	15~30%	30~40%	>40%
脈拍数（回/分）	<100	>100	>120	>140または徐脈
血圧	不変	収縮期血圧不変 拡張期血圧↑	収縮期血圧↓ 拡張期血圧↓	収縮期血圧↓ 拡張期血圧↓
脈圧	不変または上昇	低下	低下	低下
呼吸数（回/分）	14~20	20~30	30~40	>40か無呼吸
意識レベル	軽度の不安	不安	不安，不穏	不穏，無気力
base excess（mEq/L）	0~2	−2~−6	−6~−10	−10 or less
輸血の必要性	モニター	可能性あり	あり	大量輸血

図1　出血量からみた脈拍，血圧，意識レベルとショックの重症度
体重70 kgを想定．
文献1より転載．

傷におけるショックは「そうでないとわかるまで**出血性ショックとして対応する**」が基本です．出血性ショックを疑ったら何をすべきでしょうか？ 輸血のオーダー？ CTのオーダー？ 患者さんの状態も刻々と変化します．そのなかで外科医や麻酔科医，放射線科医への連絡，手術室の確保などやることは山積み．スーパーマンでも対処しきれません．なので，まずすべきは仲間を集めること！ 可能なら2, 3人いると心強いです．

3 外傷初期診療における循環管理の基本 5〜7)

外傷初期診療を行ううえで知っておいた方がよいことを少しご紹介します．

1) 下肢のルート・細いルートはダメ!!

末梢静脈ラインは輸液，薬剤投与をはじめとして蘇生の基本ですが，**外傷初期診療においては上肢からと覚えましょう**．特に腹部，骨盤外傷では，下肢に確保したカテーテルからの輸液は，損傷部位から出血として流れ出てしまい有効となりません．

また太さにも注意が必要で，点滴の流量は半径の4乗に比例して増加するため，大量輸血などに備えて18 G以上（少なくとも20 G以上）の太いカテーテルで末梢静脈ラインを2本準備することをお勧めします．複数ルーメンの中心静脈カテーテルは長いので，太い末梢ルートより流量が低下します．

2) 輸液を入れすぎない！

血圧が下がっても輸液はじっと我慢．過剰な輸液は酸素運搬能，凝固能を低下させ，体温低下を招きます．また，特に生理食塩水の輸液は代謝性アシドーシス発生のリスクが高くなります．**外傷死の三徴（低体温，凝固障害，アシドーシス）**が揃うと予後不良といわれますが，輸液でそれをつくり出してしまわないようにしましょう（図2）．収縮期血圧80 mmHg前後が保たれるくらいで輸液を制限し（permissive hypotension），はじめの6時間における輸液量は3 L以内に抑えられるとよいでしょう．

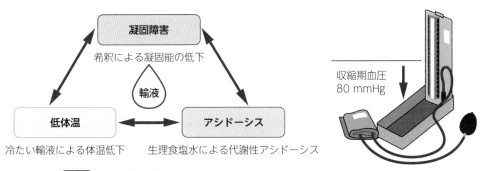

図2　外傷死の三徴
過剰な輸液は外傷死を加速させてしまう．低血圧を許容して輸液を制限しよう．

3) 輸血は1:1:1

　初期輸液1L（少し前までは2Lとされていました）に反応しない出血性ショックに対しては早期の輸血が不可欠です．外傷では凝固能も破綻しているため，赤血球（red blood cell：RBC）とともに新鮮凍結血漿（fresh frozen plasma：FFP），血小板（platelet concentrate：PC）を投与する必要があります．比率としてはRBC：FFP：PC＝1:1:1がよいと考えられています．FFPは融解時間が必要であり，PCは院内に届くのに時間を要するのでこの比率を達成するのは簡単ではありません（一般的にPCは使用期限が短いため，院内在庫がないことが普通です．そのため取り寄せになってしまうことが多く，特に血液センターが少ない地域では院内到着まで半日かかってしまったりということもあります）．早めのオーダーとFFPの融解開始が重要です．

　さて，輸血がやってきました．輸血をつなぐ前にRBCのバッグに触ると…冷たいですね．FFPは融解すれば温かいですが，特に冷蔵保存されているRBCは冷たいのです．冷たい輸血で外傷死の三徴の1つ，低体温を悪化させてしまうのは悲しいので，輸血を加温する装置や加温かつ急速輸血を行う装置（図3）が院内にあればぜひ使ってください．

4) フィブリノゲンとカルシウム，カリウムを定期的にチェック

　外傷死の三徴のうち2つ（アシドーシス，凝固障害）は血液検査でフォローできます．アシドーシスに関しては血液ガス分析，凝固障害に関しては特にフィブリノゲンをみることが重要です．フィブリノゲンは出血すると最初に消費され，低下するため，FFPで補充します．はじめの血液検査結果がそこまで崩れていなくても，1時間後には急激に悪化していることもあり注意が必要です．

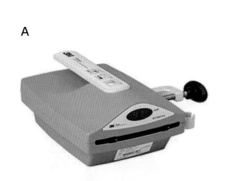
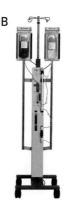
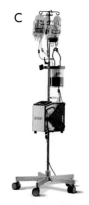

図3 ● **輸血の加温装置**

3M™ レンジャー™ 血液・輸液ウォーミング装置 Model24500（A）やレベル1™ システム1000（B），ベルモント ラピッド インフューザー（C）など輸血を加温したり，加温しつつ急速輸血を行ったりする装置がある．輸血で外傷死の三徴を悪化させないようにしたい．
画像提供：A）スリーエム ジャパン株式会社，B）スミスメディカル・ジャパン株式会社，C）メディコノヴァス株式会社

　　輸血を開始したらカルシウム，カリウムをこまめにチェックしましょう．輸血製剤中の
クエン酸の影響で起きる低カルシウム血症には注意が必要です．**低カルシウム血症は不整
脈や低血圧の原因となるため**，輸血中のカルシウムの補充は重要です．塩化カルシウム（ま
たはグルコン酸カルシウム）を投与します．また，RBCの急速投与では溶血などでカリウ
ムも上昇しますので，心電図を経時的にみることも必要です．血液検査のフォローを30分
ごとにくり返し，患者さんが外傷死の三徴から抜け出せているか，補充・補正が必要な項
目がないかチェックできるとよいですね．フィブリノゲンは150 mg/dL以上，カルシウム
は3.6 mg/dL（1.8 mEq/L）以上が目標です．

5）トラネキサム酸を早めに投与しよう！[8]

　　止血のため，トラネキサム酸を早めに投与します．1 gを初回投与，その後は1 gを8時
間かけて投与というのが外傷に対する標準的な投与方法です．早めが有効です．出血を伴
う外傷患者さんをみたら忘れずに投与してください．

> ### 奥の手のREBOA[9]
>
> 　　REBOA（resuscitative endovascular balloon occlusion of the aorta）というものを聞
> いたことがありますか．循環不安定な外傷患者さんに対して，大動脈を遮断することによ
> り，出血量をコントロールして脳や冠動脈の血流を保ちながら決定的治療につなぐことが
> できます．REBOA挿入時には鼠径部から大動脈を上行する形で大動脈遮断用バルーンを
> 進行させ，必要な位置で拡張させます．血流のコントロールを行うことで，治療までの時
> 間を稼ぐことにつながります．しかし，REBOAは根本的な止血手技ではありません．
> REBOA挿入に時間を要して，止血手術までの時間を遅らせないようにしましょう！

4 damage control resuscitation[10]

　　このように，必要以上に高い血圧や過剰な輸液を回避し，凝固異常をFFPやPCで積極
的に補正しつつ，出血を最小限に抑えながら早期の止血手術につなげる蘇生戦略が，現在
の外傷初期診療の標準になっています．これをdamage control resuscitationと呼びます．

　　さてこれを理解すれば，冒頭の症例はこうなります．

症例

　　20歳代男性．飲酒後に雨の中バイクで走行中，スリップして転倒したとのこと．来院時は血圧
150/40 mmHg，心拍数110回/分，呼吸数34回/分，SpO2 100％（O2 10 L/分 リザー
バーマスク），体温36.0℃，JCS 2．頻呼吸と頻脈からショックと判断し，16 Gの太い針で上
肢に静脈ルートを確保して乳酸リンゲル液で初期輸液を開始．トラネキサム酸（トランサミン®）
も投与しよう．「お，ヤバそうな骨盤骨折だね！」と，救急医と先輩研修医はすぐに飛んできて
くれた．輸血をオーダー，もちろん大量輸血プロトコルでFFPとPCも同時に手配した．先輩
がCTや各科への連絡，手術室の確保，動脈ラインや追加の静脈路の確保を手伝ってくれた．FFP
はそろそろ融けるはずだ．加温装置で輸血を開始しながらCTに行くと，X線で見た通りの骨盤

骨折だ．造影剤の血管外漏出がある．放射線科の先生はすぐにTAEをしてくれるらしい．血管撮影室に到着すると，「まずい．血圧が下がってきた…！」REBOAを挿入だ．外傷死の三徴をチェックする．体温はまだ保たれているが，アシドーシスは悪化している．カルシウムもフィブリノゲンももう少し補充が必要だ．カリウムはまだ高くない．輸液を入れすぎないように注意しながら1：1：1で輸血を続けてdamage control resuscitationだ．放射線科のTAEで血圧は上昇した．次は整形外科と手術室へ突入する．手術は30分で終わった．幸い手術が終わるころには改善の兆しが見えてきた．「助かったよ，ありがとう！」と当直明けにもかかわらずさわやかに声をかけて去っていく救急医．患者さんは危機を脱した．すごく疲れた夜だったけど，こんな達成感を感じたのは初めてだ！よし決めた，救急医になろう…！

■ 引用文献

1 ）「改訂第6版 外傷初期診療ガイドラインJATEC」（日本外傷学会，日本救急医学会/監，日本外傷学会外傷初期診療ガイドライン改訂第6版編集委員会/編），へるす出版，2021
　　↑言わずと知れたJATECガイドライン！一度は読んでほしい．

2 ）Voskens FJ, et al：Accuracy of Prehospital Triage in Selecting Severely Injured Trauma Patients. JAMA Surg, 153：322-327, 2018（PMID：29094144）

3 ）Kodadek LM, et al：Undertriage of older trauma patients：is this a national phenomenon? J Surg Res, 199：220-229, 2015（PMID：26070496）

4 ）Jeppesen E, et al：Undertriage in trauma：an ignored quality indicator? Scand J Trauma Resusc Emerg Med, 28：34, 2020（PMID：32375842）

5 ）Cannon JW：Hemorrhagic Shock. N Engl J Med, 378：370-379, 2018（PMID：29365303）
　　↑出血性ショックのレビュー．英語ですが，詳しいです．

6 ）King DR：Initial Care of the Severely Injured Patient. N Engl J Med, 380：763-770, 2019（PMID：30786189）
　　↑外傷初期診療のレビュー．英語です．

7 ）濱口満英，他：外傷診療における大量出血の早期認識と対応．日本外傷学会雑誌，32：59-65，2018
　　↑日本語がよい方はこちら．

8 ）Al-Jeabory M, et al：Efficacy and Safety of Tranexamic Acid in Emergency Trauma：A Systematic Review and Meta-Analysis. J Clin Med, 10：1030, 2021（PMID：33802254）
　　↑トラネキサム酸のレビューです．外傷以外への投与の話題も含まれます．

9 ）藤田健亮，小倉崇以：REBOAによる出血性ショック治療の最前線．外科と代謝・栄養，54：163-169，2020
　　↑REBOAのレビュー．日本語です．

10）Ball CG：Damage control resuscitation：history, theory and technique. Can J Surg, 57：55-60, 2014（PMID：24461267）
　　↑ダメージコントロールの歴史や考え方．

Profile

森　仁志（Hitoshi Mori）
自治医科大学附属さいたま医療センター 救急科
救急は地域のセーフティーネットであり，いろいろな患者さんがやってきます．教科書通りにはいかない診療や，これまで得た知識と技術を総動員してチームで戦う重症対応など，日々やりがいを感じています．重症患者さんの対応にドキドキしながらもうまくいったときの感動はひとしおです．ぜひ一緒に救急を盛り上げていきましょう．

【軽症に見えて重症？ な外傷を見逃さない！】

胸部外傷：
胸が痛い？ 呼吸が悪い？

砂田大貴，吉村有矢

① 受傷機転から胸部大動脈損傷を疑って，積極的に造影CTの矢状断・冠状断を評価しよう

② 鈍的心損傷の評価に心電図と血清トロポニンI値を活用しよう

③ 肋骨骨折は疼痛管理が重要．高齢者はときに肺炎などを合併して致死的になるので注意しよう

はじめに

　胸部外傷はprimary survey（以下，PS）のA・B・Cの破綻に直結します．JATECでは PSの最初の1～2分で発見して直ちに治療しなければならない超緊急の胸部外傷として 「TAF3X」〔「primary survey と secondary survey のポイント」図1（p.1744）を参照〕が， 次の段階のsecondary survey（以下，SS）で評価すべき胸部外傷として「PATBED2X」が 紹介されています（表）．このなかには一見軽症にみえても実は重症な病態や，経時的に増 悪する病態も紛れています．本稿では特にSSにおける胸部外傷のピットフォールについて 勉強しましょう．

表	PATBED2X （secondary survey）	
P	pulmonary contusion	肺挫傷
A	aortic disruption	胸部大動脈損傷
T	tracheobronchial tree injury	気管・気管支損傷
B	blunt cardiac injury	鈍的心損傷
E	esophageal rupture	食道損傷
D	diaphragmatic injury	横隔膜損傷
X	hemothorax	血胸
X	pneumothorax	気胸

文献1より引用.

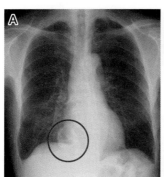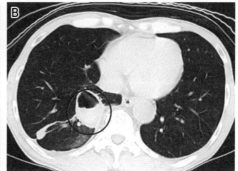

図1 症例1：来院時胸部画像検査
A）X線，B）単純CT水平断．肺挫傷による透過性低下と囊胞性病変を認める（○）．
外傷性肺気瘤は喀血のリスクが高く注意が必要．

1 肺挫傷：外傷性肺気瘤による喀血に注意！

症例1

　60歳代男性．自転車走行中に転倒し前胸部を縁石にぶつけて受傷．前胸部に圧痛あり，ABCD
は安定していた．胸部X線検査とCTで右下肺野の透過性低下と直径45 mmの囊胞性病変を認
めた（図1）．経過観察入院したところ，しだいに酸素化が悪化し酸素投与開始となった．2日目，
ナースコールを聞いた看護師が駆けつけると，喀血しSpO₂測定不能となった患者を発見した．

　肺挫傷は最も多い胸部外傷で，肋骨骨折の近くに合併することが多いです．X線で肺の
区域に従わない境界不明瞭な陰影が典型的ですが，**受傷直後は明らかな異常が描出されず，**
経時的に悪化する場合もあります．図1のような外傷性肺気瘤は肺挫傷の所見として知っ
ておくとよいでしょう．胸部外傷における軽度の低酸素血症は肺挫傷や気胸が原因のこと
も多く，注意が必要です．

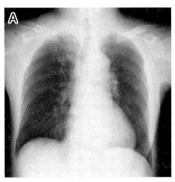 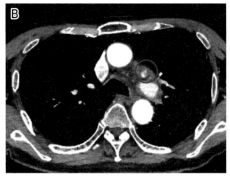 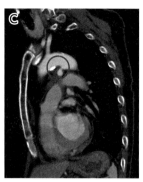

図2 症例2：来院時胸部画像検査
A）X線，B）造影CT水平断，C）造影CT矢状断．
水平断でも上縦隔にわずかな造影剤の血管外漏出像が確認できるが，特に厚いスライスで
は見逃しやすい．矢状断ではより明瞭に大動脈峡部に仮性瘤が確認できる．

2 胸部大動脈損傷：受傷機転から疑わなければ見つけられない！

症例2

50歳代男性．時速70 km/時で自動車走行中，ハンドル操作を誤り立木に衝突した．胸部正中〜左側胸部痛あり．ABCDは安定していた．X線（図2A）では縦隔拡大を認めなかった．造影CTを撮影したが明らかな異常はなく，帰宅した．翌日，放射線科医によるCTの読影レポートが返ってくると，胸部大動脈に仮性瘤を指摘されており（図2B，C○），心臓外科にコンサルトを行い，緊急でステントグラフトが内挿された．

胸部大動脈損傷は，主に急激な減速作用機序（墜落，車の正面衝突など）による剪断力が原因で生じます．好発部位は圧倒的に左鎖骨下動脈を分岐した直後の大動脈峡部です．胸痛以外に特異的な症状はありません．X線の上縦隔の開大が有名ですが，感度は低いです．X線では異常がなくても，胸痛があり，上記の受傷機転が想定される場合は積極的に大動脈損傷を疑って造影CT検査を考慮しましょう．しかし，CTの水平断だけでは大動脈の解離腔や仮性瘤は判断しづらいことがあります．矢状断・冠状断も忘れずに確認しましょう．

3 鈍的心損傷：トロポニンIと心電図をチェック！

症例3

40歳代男性．自動車運転中に対向車と衝突した．ABCDは問題なかったが，CTで胸骨および左第2肋骨骨折を認めた．来院2時間後から安静時に胸部絞扼感を訴え，収縮期血圧も70 mmHgまで低下した．12誘導心電図検査を行うとV₁〜V₅誘導のST上昇を認め（図3），心エコーでは左室前壁中隔に壁運動低下を認めた．冠動脈造影検査を行うと左冠動脈前下行枝の解離所見を認めた．

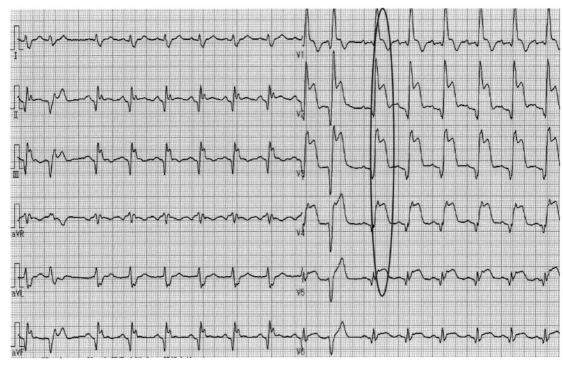

図3 症例3：来院時心電図

V₁〜V₅誘導にST上昇を認める.

　鈍的心損傷は鈍的外力による心臓外傷の病態を包括した概念です．心筋挫傷，弁損傷，冠動脈損傷など，無症状から重症まで多岐にわたります．受傷機転や症状からの診断は困難であるため，胸部外傷や多発外傷では鈍的心損傷のスクリーニングが重要です（図4）．

　初期スクリーニングとして最も重要な検査は心電図ですが，異常所見はさまざまです（多発する心室期外収縮，心房細動，ST変化など）．心エコーは上記の異常を評価するうえで有用です．

　鈍的心損傷を否定するには，① 心電図に異常がない，② 血清トロポニンIが上昇していない，の2点の確認が重要です．どちらかに異常を認めた場合，入院による経過観察が必要です．いずれも異常ない場合，陰性的中率は100％で，安全に帰宅させることができるとされています[2)]．重症度にかかわらず胸部外傷では，トロポニンIと心電図は忘れずにチェックしましょう．

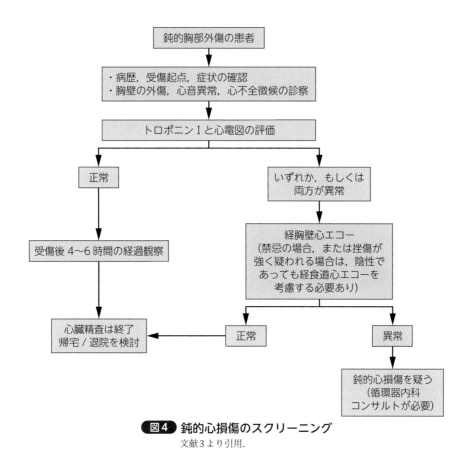

図4 鈍的心損傷のスクリーニング
文献3より引用.

4 気胸＆血胸：わずかな気胸でも入院で経過観察しよう

> **症例4**
>
> 　40歳代女性．脚立から転落して左側胸部を机にぶつけて受傷し，左側胸部痛を主訴に救急外来を受診した．胸部X線（図5A）では異常を認めなかったが，CT（図5B）を撮影したところ左第6肋骨に骨折線とわずかな左気胸（○）を認めた．鎮痛薬を処方して自宅で様子をみることとなった．2日後，呼吸困難感が出現し再度受診され，胸部X線（図5C）・CT（図5D）を撮影したところ左血気胸を認めた．胸腔ドレーンを挿入したところ1,500 mLの血性排液を認め，同日胸腔鏡下手術が行われた．

1）気胸

　　気胸の診断の際は身体所見とともにX線を確認します．ただし，全気胸の20〜35％はX線では判別できず，CTを撮影してはじめてわかるocult pneumothoraxともいわれています．occult pneumothoraxは全鈍的胸部外傷の2〜8％に認められるとされます[1]．

　　occult pneumothoraxの多くは保存的に加療が可能ですが，安静にしないと増悪することも少なくありません．外傷による気胸の場合はoccult pneumothoraxも含めて原則入院が無難と考えます．

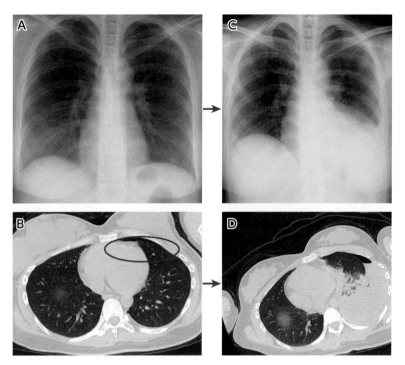

図5 症例4：初診時と再診時の胸部画像の比較
A）初診時X線，B）初診時単純CT水平断，C）再診時X線，D）再診時単純CT水平断
X線で判別できない気胸はoccult pneumothoraxと呼ばれる．数日後に血気胸の増悪を認める．

2）血胸

　　JATECでは，ショックの原因となる血胸はPSの段階で大量血胸として区別されます．それでは，PSの段階でB，Cがひとまず安定しているけれども，例えば後のCT検査で血胸が見つかった場合はどうでしょうか．X線でもわかるほどの血胸にはドレーンの挿入が推奨されます．後述する肋骨骨折でも同様ですが，本症例のように**受傷後数日経って顕在化する血胸，気胸が存在します**．入院せず帰宅となる場合も，血胸や気胸が起こりえることを十分説明のうえ，なるべく早期に症状・画像のフォローアップを行うことが重要です．

5 肋骨骨折：疼痛をしっかり抑えて合併症を回避しよう

症例5

　　80歳代男性．骨粗鬆症の既往あり．転倒して右側胸部を打撲し，疼痛が続くため来院．X線では右第4〜6肋骨骨折を認めた．CTでは血気胸はなし．数日分のアセトアミノフェンを処方して帰宅とした．しかしその後も疼痛は持続し，数日後から38℃台の発熱とSpO2の低下を認めた．外来を再度受診してX線を撮影すると，右肺中葉に無気肺と肺炎像を認めた．

　高齢者が転倒し胸部を打って数本の肋骨骨折だけ，という症例は皆さんもよく経験するでしょう．しかし，**肋骨骨折が3本以上の場合は，より重症度が高くなり，ときに「重症化や死につながる」**ことがあります．特に65歳以上の肋骨骨折は若年者と比較して2〜5倍死亡率が上昇したという報告もあります[4]．原因としては，主に肋骨骨折に伴う肺挫傷，血気胸，大動脈や肝臓，脾臓の直接損傷と，疼痛による換気不全・肺炎の増加などがあげられます．後者を予防するには，安静時のみならず咳嗽や体動時までカバーできる**十分な鎮痛が重要です**．内服のNSAIDsだけでは不十分なことも多く，麻薬性鎮痛薬の持続静注や硬膜外麻酔が必要なこともあります．疼痛軽減を目的としてバストバンドを使用して肋骨を固定し，胸郭運動を制限することがありますが，**高齢者では逆に呼吸すらも抑制してしまい，肺炎や無気肺などの合併症につながることがあるため注意が必要です．**

おわりに

　胸部外傷には，当初は軽症にみえても実は重症なものや，無症状でも時間が経って増悪するものなど，見逃しやすいパターンがあります．これらを知って救急外来で外傷患者さんを診療すれば，「防ぎえる外傷死」を回避することができるでしょう．

引用文献

1）「改訂第6版 外傷初期診療ガイドラインJATEC」（日本外傷学会，日本救急医学会/監，日本外傷学会外傷初期診療ガイドライン改訂第6版編集委員会/編），へるす出版，2021
2）Clancy K, et al：Screening for blunt cardiac injury：an Eastern Association for the Surgery of Trauma practice management guideline. J Trauma Acute Care Surg, 73：S301-S306, 2012（PMID：23114485）
3）Kyriazidis IP, et al：Accuracy of diagnostic tests in cardiac injury after blunt chest trauma：a systematic review and meta-analysis. World J Emerg Surg, 18：36, 2023（PMID：37245048）
4）Coary R, et al：New horizons in rib fracture management in the older adult. Age Ageing, 49：161-167, 2020（PMID：31858117）

Profile

砂田大貴（Daiki Sunada）
八戸市立市民病院 救命救急センター 医長
旭川医科大学 救急医学講座出身．現在はドクターカーやドクターヘリ等の病院前救急診療，外傷治療，救急IVRの勉強のため八戸市立市民病院で修行中です．北海道の広大な大地の救急診療の質向上のため頑張ります．

吉村有矢（Yuya Yoshimura）
八戸市立市民病院 救命救急センター 副所長
詳細はp.1736.

【軽症に見えて重症？　な外傷を見逃さない！】

腹部外傷：腹が痛い！

研修医でもできる「劇的」腹部外傷診療

十倉知久

① 腹部外傷の保存的治療と手術適応を理解しよう！

② FASTはくり返し行おう！

③ 小腸損傷を見逃すな！

■ はじめに

「70歳代男性，交通事故の救急車．腹痛あり，バイタル安定，あと10分で到着予定」

研修医の先生方も，当直中にこのようなありふれた状況に遭遇しているのではないでしょうか．「バイタル安定，ひとまず大丈夫そうだな！」「腹痛？　いやだな〜」「まだ10分もある．ちょっと休憩！」などいろいろ考えると思います．

さて，この症例は軽症でしょうか？　救急隊からのファーストコールでは一見，軽症に聞こえてしまいますが，必ずしもそうとは限りません．皆さんならどのように対応しますか？

適切な治療が行われれば死亡を回避できたと思われる外傷を preventable trauma death（PTD：防ぎえる外傷死）といいます[1]．外傷診療におけるわれわれの最大の目標は，このPTDを減らすことです．

PTDの最大の要因は，ERにおける外傷初期診療の遅れであり，原因のほとんどは出血死です[2]．外傷診療はチーム医療です．研修医の先生にもできることはたくさんあります！

本稿では，ERの当直中に，研修医の先生方でもできる「劇的」にわかりやすい腹部外傷診療を勉強しましょう．

1 腹部外傷の保存的治療と手術適応を理解しよう！

ここがポイント

① 循環が不安定な場合は，蘇生の一環として緊急開腹止血術が必要！

② TAE と開腹術の選択は難しいこともある

1）循環が不安定な場合

　primary survey で循環に異常を認めた場合，FAST（後述）陽性で腹腔内出血がショックの原因と判断され，初期輸液に反応しないときはすみやかに輸血を開始しつつ，蘇生の一環として緊急開腹止血術を行う必要があります[3]．研修医の先生は，できるかぎり早いタイミングで外科医，麻酔科医，手術室などへ連絡して緊急手術体制を整えましょう．救急隊から腹痛，ショックとの情報があれば，救急車到着前に緊急手術の準備が必要になります．

2）循環が安定している場合

　secondary survey を行い CT 検査を施行します．大量の腹腔内出血があり循環が不安定になった場合は緊急開腹止血術が必要です．肝臓や脾臓などの実質臓器損傷で造影剤の血管外漏出像があれば経カテーテル的動脈塞栓術（transcatheter arterial embolization：TAE）を検討しますが，処置中に循環が不安定になった場合や施設の状況（放射線科医が不在など）によっては開腹止血術を行います（図1）．管腔臓器損傷を疑う free air を認めた場合は開腹術が必須です．

　循環が比較的安定している場合，TAE と開腹術の選択に迷うことがあります．私は，TAE

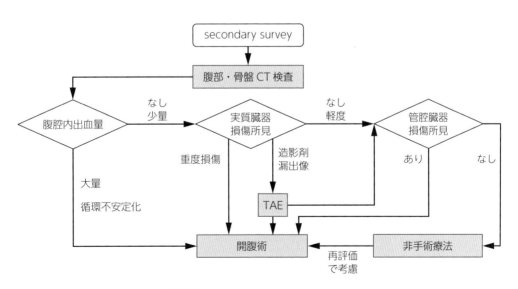

図1 腹部外傷診療のアルゴリズム
文献3より引用.

を第一に考慮しつつ，TAE開始までの時間がかかる場合や多発外傷（重篤な頭部外傷や胸部外傷および不安定型骨盤骨折の併発）の場合は開腹術を視野に診療しています．

 ここがピットフォール

‥‥‥

腹部外傷の循環動態は刻々と変化する．保存的治療にこだわらず常に開腹術を念頭に診療すべし！

2 primary surveyで異常を見逃すな！〜FASTのコツ〜

 ここがポイント

‥‥‥

① プローブをとにかく「振る」！血液は背側に貯留する．
② 血圧，心拍数，意識レベルなどの変化を感じたら「くり返し行う」！

FAST（focused assessment with sonography trauma）は外傷診療における超音波検査で，腹腔内液体貯留を検出できる感度は74 %，特異度は98 %とされています[4]．ここでは腹腔内出血を見逃さないポイントを伝授します．

1）プローブをとにかく「振る」！

心窩部で心嚢液貯留を評価した後は，モリソン窩（右季肋部），脾臓周囲（左季肋部），膀胱直腸窩（膀胱周囲）を評価します[3]．

仰臥位で検査するため血液は当然，背側から貯留してきます[5]．**プローブで背側を意識的に観察する**ことで少量の腹腔内出血を検出できる可能性が上がります（図2）．ストレッチャーの柵が邪魔であれば一時的に下げてでも，プローブを背側から当てることをお勧めします．

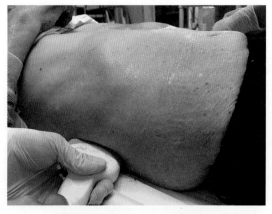

図2 右季肋部からのエコー
背側を意識的に観察する．

そして最も重要なことは，プローブをとにかく前後に「振る」(tilting) ことです．プローブを当ててすぐに写真をプリントする研修医の先生をよく見かけます．写真を撮るのが目的ではありません．**出血を「探す」ことが目的なので，とにかくプローブを扇状に振って出血を探してください．**

2) FAST は「くり返し行う」！

腹腔内出血が少ない場合，技術的な問題も含めて，初回FASTで陰性と判断されることがあります．

FASTによる再評価のタイミングについては確立されたものはありません[5]．primary survey で異常なしと判断した場合はつい安心してしまうものですが，一見正常範囲内に見えるちょっとした心拍数の上昇や血圧の低下，傾眠傾向や少し落ち着きがない程度の意識レベルの変化を見逃さずに，短いスパンでもFASTをくり返し行うことが重要です．ショックになる前に腹腔内出血を診断できるようになりましょう．

> **ここがピットフォール**
>
> 骨盤骨折や腎損傷などによる後腹膜血腫や腸間膜損傷はFASTで検出できないことも多く，診断にはCTが優れている．

3 　小腸損傷を見逃すな！　～診断，CT読影のポイント～

> **症例**
>
> 50歳代男性．約70 km/時で乗用車を運転中に対向車と衝突．腹痛を訴え当院に救急搬送された．シートベルトは装着していた．primary survey は，A：開通，B：呼吸数20回/分，SpO2 98％（室内気），胸部X線：異常所見なし，C：橈骨動脈は良好に触知，冷汗なし．血圧100/70 mmHg，心拍数95回/分，FAST陰性，D：GCS15点，E：体温36.9℃．secondary survey では，下腹部に薄いシートベルト痕と圧痛を認めた．

> **ここがポイント**
>
> ① 微量のfree airを見逃さない！
> ② 受傷機転と身体所見に注目！ シートベルトは着用していたか？

皆さんはこの受傷機転と身体所見からどのような腹部外傷を推測しますか？

鈍的外傷による小腸損傷は，シートベルトで小腸が椎体との間に挟まれたことによる急激な内圧上昇や，急な減速により腸間膜固定部の小腸が裂けることで起こるとされています[6]．

本症例は，2回目のFASTが陽性となりCT検査を施行したところ（図3），微量のfree airと両側傍結腸溝，直腸膀胱窩に腹腔内出血を認めて緊急手術となり，小腸に1カ所穿孔部を認めました（図4）．

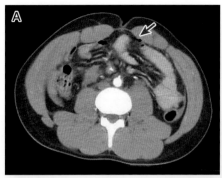
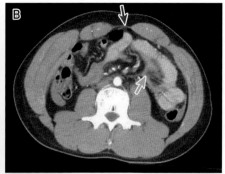
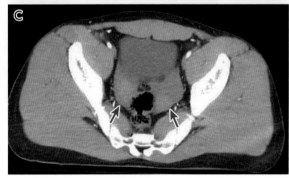

図3 症例：小腸および腸間膜
損傷のCT所見

→ ：free air
→ ：腸間膜損傷を疑う脂肪織
　　 濃度上昇
→ ：腹腔内出血
微量のfree airを見逃さない！

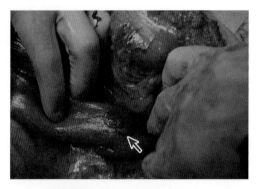

図4 症例：手術所見
小腸に穿孔を認める（→）.

　本症例のように，腹腔内の腹側や腸間膜の間にある微量のfree airを見逃さないように慎重に探すことが非常に重要です．小腸損傷は，ほかの臓器損傷に比べてCT検査による初期診断が難しく，感度64〜95％，特異度48〜84％程度とされています[6]．また，シートベルト着用者は非着用者と比べて腹部外傷の発症に差はないものの，小腸損傷の発症は多いという報告があります[6]．急な減速（墜落，自動車事故など）による受傷の場合は，より重篤な損傷の可能性があります（図5）.

　小腸損傷は診断の遅れによるPTDになる可能性がある損傷です．比較的短期間でのCT再施行や診断的腹腔洗浄，最近は早期の診断的腹腔鏡が行われることもあります.

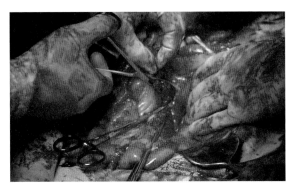

図5 急な減速による受傷
小腸穿孔，腸間膜損傷による出血性ショックの手術所見
（別の症例）．

循環動態の安定した腸間膜損傷はIVR（interventional radiology：画像下治療）が選択されることもありますが，小腸損傷による腹膜炎や腸間膜損傷は基本的に手術が必要です．いずれにしても「止血」しないと救命できません．

4 帰宅？ 入院？

 ここがポイント

① シートベルト痕を認めた場合は入院がよい！
② 腹痛が経時的に改善しない場合は経過観察入院を勧める！

腹痛を訴える外傷患者をERで診療する際に最も悩むことが，帰宅にするか経過観察入院にするかではないでしょうか．

腹部臓器損傷に対する造影CT検査は感度，特異度ともに95〜97％前後あるとされており非常に有用であるのは間違いありませんが，小児や腹痛が軽度の場合は適応に悩むと思います．表にあるとおり，シートベルト痕がある場合陽性尤度比は高く，CT検査を施行するか，施行しない場合は入院のうえ経過観察がよいと考えます．

前述したとおり，FASTは感度が高くないため腹部臓器損傷の否定にはあまり有用ではありませんが，くり返し行うことで感度が上昇するとされ，4時間後にFAST陰性であった場合，腹腔内出血の可能性は非常に低いと報告されています[7]．

経験則の部分が大きいですが，私はERで経過をみているうちに腹痛が消失して3〜4時間後のFASTが陰性であった場合，相談のうえ帰宅を考えます．ただし，**翌日には必ず再診していただき診察する**ようにしています．また，**腹痛が残存している場合，CT検査で異常を認めないときでも原則的に経過観察入院**としております．前述の小腸損傷の診断が難しいこと，CT検査も100％ではないことがその理由です．高リスク受傷機転は原則的に経過観察入院としています．

表 腹部臓器損傷と所見の関連

所見	感度（%） （95％信頼区間）	特異度（%） （95％信頼区間）	陽性尤度比 （95％信頼区間）	陰性尤度比 （95％信頼区間）
シートベルト痕	50 （35〜65）	91〜95	5.6〜9.9	0.53〜0.55
反跳痛	5 （0〜10）	99 （99〜100）	6.5 （1.8〜2.4）	0.96 （0.91〜1.0）
低血圧（収縮期血圧＜90 mmHg）	12 （9〜16）	98 （97〜98）	5.2 （3.5〜7.5）	0.9 （0.87〜0.94）
腹部膨満	13 （6〜20）	97 （95〜98）	3.8 （1.9〜7.6）	0.9 （0.83〜0.98）
筋性防御	26 （16〜35）	93 （91〜95）	3.7 （2.3〜5.9）	0.8 （0.7〜0.94）
大腿骨骨折の合併	12 （9〜16）	96 （95〜97）	2.9 （2.1〜4.1）	0.92 （0.88〜0.96）
GCS＜14点	23〜27	85〜88	0.8〜2.0	0.586〜0.87
腹痛	70 （57〜81）	57 （51〜63）	1.6 （1.3〜2.0）	0.52 （0.34〜0.79）
肋骨前縁の圧痛	52 （46〜57）	65 （63〜66）	1.5 （1.3〜1.7）	0.74 （0.66〜0.84）
触診による腹部の圧痛	71 （57〜82）	50 （44〜57）	1.4 （1.3〜1.5）	0.61 （0.46〜0.80）

文献8より引用.

おわりに

　　腹部外傷は難しいと感じる先生も多いと思いますが，しっかりと事前準備をして対応すること，検査や小腸損傷の特性を理解することが重要です．迷ったら入院がベストです．

引用文献

1）「改訂 情熱外傷診療 命をつなぐAdvanced skills」（今 明秀/編），シービーアール，2016

2）Teixeira PG, et al：Preventable or potentially preventable mortality at a mature trauma center. J Trauma, 63：1338-1346；discussion 1346, 2007（PMID：18212658）

3）「改訂第6版 外傷初期診療ガイドラインJATEC」（日本外傷学会，日本救急医学会/監，日本外傷学会外傷初期診療ガイドライン改訂第6版編集委員会/編），へるす出版，2021

4）Netherton S, et al：Diagnostic accuracy of eFAST in the trauma patient：a systematic review and meta-analysis. CJEM, 21：727-738, 2019（PMID：31317856）

5）入江 仁：外傷における超音波．レジデントノート増刊，18：106-113，2016

6）「改訂第3版 外傷専門診療ガイドライン JETEC」（日本外傷学会/監，日本外傷学会外傷専門診療ガイドライン改訂第3版編集委員会/編），へるす出版，2023

7）Blackbourne LH, et al：Secondary ultrasound examination increases the sensitivity of the FAST exam in blunt trauma. J Trauma, 57：934-938, 2004（PMID：15580013）

8）Nishijima DK, et al：Does this adult patient have a blunt intra-abdominal injury? JAMA, 307：1517-1527, 2012（PMID：22496266）

■ 参考文献・もっと学びたい人のために

1）「改訂 情熱外傷診療 命をつなぐAdvanced skills」（今 明秀／編），シービーアール，2016
　　↑この一冊で外傷診療に情熱がもてるようになります！

2）「トップナイフ 外傷手術の技・腕・巧み」（Hirshberg A，Mattox KL／著，行岡哲男／訳），医学書院，2006
　　↑外傷外科のすべてが詰まっております．私は隅々まで何度も見ました．必見！！

Profile

十倉知久（Tomohisa Tokura）

八戸市立市民病院 救命救急センター
専門：日本救急医学会救急科専門医，日本外科学会外科専門医，日本消化器外科学会専門医・指導医，日本Acute Care Surgery学会認定医など
当院は1次〜3次救急まで幅広く診療しております．病院前診療，ER，集中治療に加え，自分の専門でもある外傷手術を含めたAcute Care Surgeryの普及と教育に力を入れていきたいと考えております．これから広がっていく領域だと思いますので興味のある方は頑張って勉強しましょう．

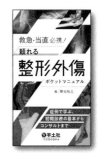

【軽症に見えて重症？ な外傷を見逃さない！】

頭部外傷：意識が悪くなった！？ さっきまで元気だったのに…

上田　猛

① 軽症頭部外傷では，頭部CTの適応を考え不要な検査は回避する

② 抗凝固薬中和薬の使用方法を整理し，必要時はすみやかに使用する

③ 頭部外傷における頭部CTの読影ポイントを押さえる．左右の比較が基本

■ はじめに

　　頭部外傷は，救急外来では絶対に避けて通れない疾患です．中等症〜重症頭部外傷であれば，迷わず頭部CTの撮影を行うでしょう．では，軽症頭部外傷ではどうですか？ とりあえずCTを撮りますか？ 撮影したCTは自信をもって読影できますか？ 本稿では，軽症の頭部外傷診療のピットフォール，頭部CTにおいて異常所見を見落とさないポイントを概説します．

1 軽症頭部外傷のCT撮影基準

症例1

　　80歳代男性．慢性心房細動に対してワルファリン（ワーファリン）1回2.5 mg 1日1回を内服中．夜間，トイレに行こうとして転倒，前頭部を打撲したため救急外来を受診した．来院時，意識清明，四肢麻痺なし，前頭部に打撲痕を認めた．付き添った家族はCT撮影を希望したが，当直医は「元気だから，検査の必要はありません」と言い，診察のみで帰宅となった．

　　翌朝，布団の中で意識を失って倒れていたところを発見され救急搬送となった．来院時，GCS E1V1M4，瞳孔不同あり，頭部CTにて正中偏位を伴う左急性硬膜下血腫を認めた（図1）．

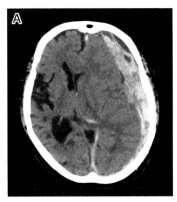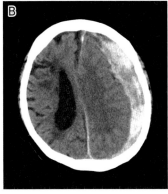

図1　症例1：救急搬送時の頭部CT
A）基底核レベル，B）放線冠レベル．
正中偏位を伴う左急性硬膜下血腫を認める．

1）症例1のポイント 〜CT撮影の適応，知っていましたか？〜

　見た目が元気だからという理由だけでCT撮影も行わず帰宅させた結果，重症頭部外傷となって戻ってきました．本症例のポイントは，軽症頭部外傷へのCT撮影基準・高齢者の頭部外傷・抗血栓薬内服の3点にあります．

❶ 軽症頭部外傷へのCT撮影基準

　頭部打撲を主訴に来院した患者さん全員にCTを撮影することは，放射線被曝の点から考えて適切ではありません．軽症〜中等症頭部外傷に対するCT撮影基準としては，EFNS（European Federation of Neurological Societies：欧州神経学会）のガイドライン[1]がお勧めです（図2）．GCSスコア，頭蓋内病変を合併する13の危険因子，意識消失，外傷性健忘の4つのカテゴリーでCT撮影の必要性を分類しています．

❷ 高齢者の頭部外傷

　頭部外傷患者さんの3人に1人は後期高齢者です[2]．高齢者では組織の脆弱性が強く，軽微な外傷でも出血しやすい傾向にあります．また，抗血栓薬を含めた内服歴が不明なことが多く，記銘力や認知機能の低下から正確な病歴聴取ができないことも少なくありません．出血リスクが非高齢者に比べて格段に上がるため，**高齢者でのCT撮影は必須**といえるでしょう．

❸ 抗血栓薬

　抗血小板薬と抗凝固薬を合わせて抗血栓薬といいます．昨今の超高齢社会では，心房細動や虚血性心疾患，虚血性脳卒中の罹患率の上昇に伴い，高齢者頭部外傷の約30％は抗血栓薬内服中といわれています[3]．また，抗血栓療法中の頭部外傷では，受傷直後は会話可能な状態でありながら時間経過とともに意識レベルの悪化をきたす，いわゆるtalk & deteriorateが起こりやすく，予後に大きく関与します．**抗血栓薬内服中では，必ず頭部CT**

を撮影してください. 抗血栓薬内服の有無を把握するため, お薬手帳のチェックは必須です. 持参し忘れたという場合は, 本人や家族から直接聞いてみましょう. そのとき, 商品名（バイアスピリン®, エリキュース®など）で質問するのではなく,「血液サラサラのお薬は飲んでいますか？」と尋ねてください. 商品名を尋ねるより, スムーズに答えが返ってきます. さらに, 既往歴から内服薬を連想してみましょう. 意外と内服歴がわかります（表）.

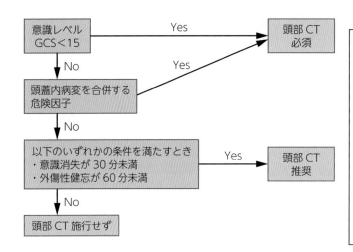

図2 軽症頭部外傷における CT 撮影基準

* : 64 km/時以上の自動車事故, 自動車の大破, 運転席が30 cm以上押しつぶされる, 車両からの救出時間に20分以上かかる, 6 m以上の高さからの転落, 自動車と歩行者の事故, 32 km/時以上のバイク事故, バイク・自転車の事故で運転手と座席の分離を伴うもの.
文献1を参考に作成.

表 既往歴から疑うべき抗血栓薬

	代表的な薬剤（商品名）	既往歴
抗血小板薬	アスピリン（バイアスピリン®）, アスピリン・ダイアルミネート（バファリン®）, アスピリン・ランソプラゾール（タケルダ®）	・心筋梗塞, 狭心症 ・脳梗塞（心原性脳塞栓症を除く） ・一過性脳虚血発作 ・閉塞性動脈硬化症
	シロスタゾール（プレタール®）	
	クロピドグレル（プラビックス®）	
	プラスグレル（エフィエント®）	
抗凝固薬	ダビガトラン（プラザキサ®）	・慢性心房細動 ・心原性脳塞栓症 ・腎梗塞 ・深部静脈血栓症 ・肺塞栓症
	リバーロキサバン（イグザレルト®）	
	アピキサバン（エリキュース®）	
	エドキサバン（リクシアナ®）	
	ワルファリン（ワーファリン）	・上記疾患＋人工弁（機械弁）

2）軽症頭部外傷の治療戦略

　　　EFNSのガイドラインを参考に，頭部CT撮影の必要性について評価します（図2）．GCS 15点未満ではCT撮影は必須です．GCS 15点であっても頭蓋内病変の危険因子を1項目でも有したら必ずCT撮影を行います．意識レベル良好で頭蓋内病変の危険因子がなくても，意識消失が30分未満，または外傷性健忘が60分未満生じた場合はCT推奨となります．抗血栓薬を内服中であれば，リスク因子のなかの凝固障害にあたると考え，CT撮影は必須です．このほか，飲酒後は意識清明でないことが多いため，GCS 15点未満として必ず頭部CTを撮影します．

 ここがポイント
　　　軽症例であっても，「高齢者」「抗血栓内服中」の頭部外傷は，全例頭部CTの撮影を！

2 抗血栓療法中の出血

症例2

　　70歳代男性．慢性心房細動に対してリバーロキサバン（イグザレルト®）1回10 mg 1日1回内服中．自宅内で脚立から転落し後頭部を強打したため救急搬送となった．来院時，GCS E3V5M6，会話は可能で従命も入り四肢麻痺もみられなかった．頭部CTにて，左前頭葉に外傷性脳出血を認めた（図3A）．血腫量が少ないため，イグザレルト®を中止し保存的加療を行った．受傷3時間後の頭部CTでは左前頭葉の血腫がわずかに増大していた（図3B）が，神経症状の変化を認めなかったため保存的加療を継続した．

　　しかし，翌朝には意識レベル低下（GCS E1V2M4）と右半身麻痺が出現した．頭部CTでは，左前頭葉の血腫がさらに増大していた（図3C）．

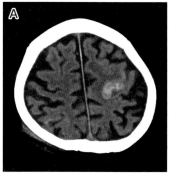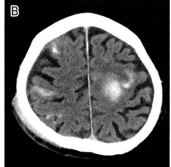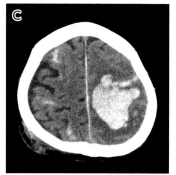

図3 症例2：頭部CTの経時的変化
A）来院時CT：左前頭葉にわずかな脳挫傷を認める．
B）受傷3時間後CT：左前頭葉の血腫はわずかに増大している．また，右前頭葉や側頭葉にも新たな血腫の出現あり．
C）受傷翌日CT：血腫はさらに増大し，左頭頂葉にまで拡大している．

1）症例2のポイント 〜抗凝固薬の中和薬，知っていましたか？〜

　　患者さんはイグザレルト®内服中でしたが，受診時の血腫が少量であったため中和（リバース）せず保存的に加療しました．その結果，遅発性に血腫が増大し，転帰の悪化につながってしまいました．

　　経口抗凝固薬には，ビタミンK阻害薬であるワルファリンと，直接阻害型経口抗凝固薬（direct oral anticoagulant：DOAC）であるダビガトラン（プラザキサ®），リバーロキサバン（イグザレルト®），アピキサバン（エリキュース®），エドキサバン（リクシアナ®）があります．近年は各抗凝固薬に対する中和薬が発売され，出血の増大予防に大きく貢献しています．中和薬の存在を知らず出血を増大させてしまった，中和薬の区別がつかず誤った薬剤を投与してしまった，ということがないよう投与方法を整理しておきましょう．

2）各中和薬の特徴

❶ 抗血小板薬の中和薬

　　現時点で，抗血小板薬に対する中和薬はありません．抗血小板薬療法中の脳内出血に対して血小板輸血投与を行ったランダム化試験では，血小板輸血を受けた群の転帰が不良で有害事象発症率が高いとの報告があり[4]，お勧めできません．

❷ 抗凝固薬の中和薬

① ワルファリン

　　ワルファリンに対する中和薬は，従来から使用されてきたビタミンK（ケイツー®），新鮮凍結血漿（FFP）に加えて，2017年9月から4-F PCC（4因子含有プロトロンビン複合体製剤：ケイセントラ®）が発売開始となりました．FFPよりも短時間投与でPT-INRを是正でき，容量負荷も少なく安全性に優れた中和薬です．

② トロンビン阻害薬 (ダビガトラン)

　　イダルシズマブ（プリズバインド®）が中和薬となります．投与後1分以内にダビガトランによる抗凝固作用は完全に中和され，効果は約24時間持続します．

③ Xa阻害薬 (リバーロキサバン，アピキサバン，エドキサバン)

　　アンデキサネット　アルファ（オンデキサ®）が中和薬となります．本邦では2022年5月より発売が開始されたばかりの薬剤です．

3）抗凝固療法中の脳出血に対する治療戦略

　　抗凝固薬内服中の患者さんの頭蓋内出血に対するフローを示します（図4）．早急に抗凝固薬内服を中止，血液検査の結果を待たずにリバースを開始します．たとえ少量でも，頭蓋内出血は「生命を脅かす重篤な出血」であり，リバースの対象となります．

　　ワルファリン服用中の場合，ビタミンK 10 mg静注に続いて，4-F PCCの投与を行います．ビタミンKは効果発現に3時間かかりますが，必ず投与します．4-F PCCの投与量はPT-INRと体重で決定し，PT-INR 1.3以下をめざします．4-F PCCがない場合はFFPを

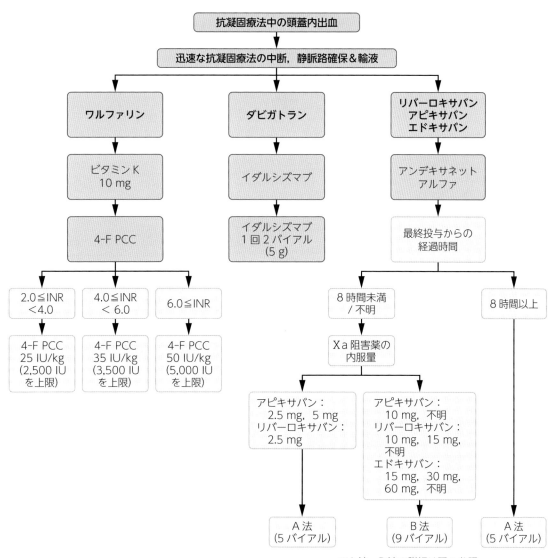

図4 抗凝固薬内服に関連した出血の管理
4-F PCC：4因子含有プロトロンビン複合体製剤
文献5を参考に作成.

投与しますが，解凍に時間がかかり，投与量も多い（10〜15 mL/kg）ため即効性は期待できません．ダビガトランのリバースはイダルシズマブの1択で，投与量も常に2バイアル／回（5 g）と決まっています．Xa阻害薬の中和薬であるアンデキサネット　アルファは，内服量や最終内服からの時間によってA法，B法と投与量が異なるため注意が必要です（図5）.

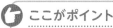 **ここがポイント**

抗凝固薬を飲んでいたら，たとえ少量の頭蓋内出血でもリバースの対象となる.

※1 バイアルあたり注射用水 20 mL で溶解する（A法，B法共通）

（ボーラス投与）

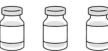

（持続点滴投与）

400 mg を 30 mg/ 分の速度で静脈内投与
〔2 バイアルを溶解．溶解液 40 mL（全量）を
180 mL/ 時で投与〕

480 mg を 4 mg/ 分の速度で 2 時間静脈内投与
（3 バイアルを溶解．溶解液 48 mL を採取し，
24 mL/ 時で投与）

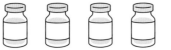

（ボーラス投与）

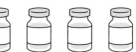

（持続点滴投与）

800 mg を 30 mg/ 分の速度で静脈内投与
〔4 バイアルを溶解．溶解液 80 mL（全量）を
180 mL/ 時で投与〕

960 mg を 8 mg/ 分の速度で 2 時間静脈内投与
（5 バイアルを溶解．溶解液 96 mL を採取し，
48 mL/ 時で投与）

■図5■ アンデキサネット　アルファの投与法
オンデキサ® 静注用 200 mg 電子添文（第3版）を参考に作成．

3 頭部CTの読影 〜異常所見を見落とさない〜

　頭部CTは，皮膚・皮下組織→頭蓋骨→くも膜下腔→脳実質→脳室・脳槽→大脳鎌周囲の順に外側から内側へ，部位ごとに系統的に読影します．頭部は左右対称であるため，左右を比較しながらの読影が大切です．また，患者さんの主訴や受傷部位から，病変の位置をあらかじめ推測して読影を行うことも重要です．以下に，頭部外傷におけるCT読影手順を示します（図6）．

1) 打撲部位の同定（図6 ①）

　病歴聴取や身体診察（打撲痕や挫創の位置）から打撲部位を同定します．CTでは，皮下血腫がヒントになります．

2) 打撲側の読影（図6 ②）

　受傷部位を中心に，頭蓋骨骨折→硬膜外＆硬膜下血腫→くも膜下出血→脳挫傷の順にチェックします．骨折の評価の際は，かならず骨条件を選択しましょう．前額部打撲では前頭蓋底骨折を，側頭部打撲では中頭蓋底骨折を見落とさないようにします．

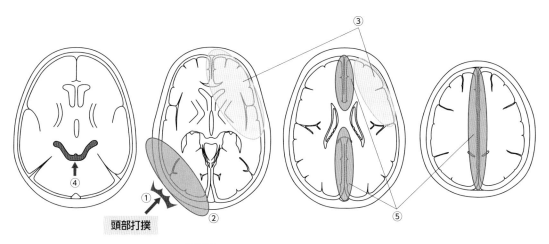

図6 頭部外傷CTの読影ポイント

3）打撲反対側の読影（図6③）

脳挫傷→くも膜下出血→硬膜下血腫の順にチェックします．反対側とは，脳を1つの球体と考えたときの対面をイメージしており，CT軸位断での平面的な反対側だけではないことに注意してください．

4）脳槽（図6④）

くも膜下出血を見つけます．内因性くも膜下出血で有名な脳底槽の五角形（ペンタゴン）だけではなく，脳幹周囲の脳槽をすべてチェックします．頭部外傷では，迂回槽，四丘体槽など脳幹側方〜後方の脳槽を中心にくも膜下出血が生じることもあります．

5）大脳鎌（図6⑤）

大脳鎌周囲に硬膜下血腫を見つけます．大脳鎌が高吸収を呈するため，血腫との鑑別が難しく，少量の場合は見逃しがちです．

> ** ここがポイント**
> ⋯⋯
> 頭部CTは左右の比較が基本．チェックポイントを押さえ順番に読影する．

■ おわりに

CT撮影基準を含めた軽症頭部外傷の対応と頭部CT読影のポイントについて概説しました．頭部外傷患者さん全例にCTを撮影することは避けるべきですが，疑わしき症例では迷わずCT撮影を行い，軽症例の重症化を予防します．CT読影は一朝一夕で身につく技術ではありません．すぐに放射線科医のレポートに頼るのではなく，今回述べたポイントに沿って自分で読影してみましょう．回数を重ねることで，必ず自信と実力につながります．

■ 引用文献

1）Vos PE, et al：EFNS guideline on mild traumatic brain injury：report of an EFNS task force. Eur J Neurol, 9：207-219, 2002（PMID：11985628）

2）Yokobori S, et al：Geriatric traumatic brain injury in Japan：Analysis from Japan Neurotrauma Data Bank 1998-2015. Neurotraumatology, 41：71-80, 2018

3）末廣栄一，他：高齢者頭部外傷への対応におけるピットフォール ―抗血栓薬内服との関連から―. 脳神経外科ジャーナル，28：614-620, 2019

4）Baharoglu MI, et al：Platelet transfusion versus standard care after acute stroke due to spontaneous cerebral haemorrhage associated with antiplatelet therapy（PATCH）：a randomised, open-label, phase 3 trial. Lancet, 387：2605-2613, 2016（PMID：27178479）

5）Greenberg SM, et al：2022 Guideline for the Management of Patients With Spontaneous Intracerebral Hemorrhage：A Guideline From the American Heart Association/American Stroke Association. Stroke, 53：e282-e361, 2022（PMID：35579034）

Profile

上田　猛（Takeshi Ueda）

広島大学大学院 救急集中治療医学
3年前より，縁あって脳神経外科からICUへ異動となり集中治療を勉強中です．脳神経外科医としての経験を活かして，現在は重症頭部外傷やくも膜下出血の管理を中心とした神経集中治療に取り組んでいます．自分の知識不足を痛感しつつ試行錯誤しながら，日々研鑽中です．

Book Information

救急外来ドリル

発行 羊土社

熱血指導!「ニガテ症候」を解決するエキスパートの思考回路を身につける

坂本　壮／編

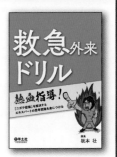

- 研修医が苦手とするコモンな症候を救急のエキスパートが症例問題として出題!
- 実臨床の流れに沿った解説で,救急外来で必要な思考回路が身につく!

□ 定価4,400円(本体4,000円+税10%)　□ B5判　□ 263頁　□ ISBN978-4-7581-2376-1

【軽症に見えて重症？ な外傷を見逃さない！】

頸椎外傷：首が痛いだけ？

軽症と思って，実は重症で失敗した事例

関根康雅

① わが国では高齢化比率の上昇に伴い，頸椎外傷が増加している

② 明らかな麻痺がないからといって，頸髄損傷が完全に否定できるわけではない

③ 受傷機転から首にどんな力が加わったかを推定し適切な検査につなげていく

はじめに

　わが国では急速な高齢化に伴い，頸椎外傷が増加しています[1]．高齢者の頸椎外傷は低エネルギー受傷機転から発症することも多く，なかには独歩で救急外来を受診するケースも見受けられます．不可逆的で重度な後遺症をもたらし，ときに生命の危機を招く場合もある頸椎外傷ですが，軽症と思って，実は重症で失敗してしまうといった事例も決して少ないとはいえません．本稿では，研修医が知っておくべき頸椎・頸髄損傷の疫学と失敗しないための注意点について，解説していきたいと思います．

1 わが国における頸椎，頸髄損傷の疫学 [1, 2]

　2018年に26年ぶりに行われた外傷性脊髄損傷の全国調査では，人口10万人あたりの発生頻度は前回調査時（1990年代初頭）の40人から49人に増加しています．受傷年齢も20歳と59歳に2つのピークがあったものが70歳代に単一のピークになり，平均年齢は48.6歳から66.5歳と大きく変化しており，60歳以上が占める割合は40％を超えています．

　頸髄損傷は全脊髄損傷のうち最も多く，88.1％を占めますが，完全麻痺は11.0％と決して多くはありません．受傷原因は交通事故が43.7％から20.1％に半減していますが，平地での転倒は12.9％から38.6％へと3倍以上に増加しており，3 m以下の低所からの転落

13.7％と合わせると，半数以上が低エネルギー受傷機転から発症していることになります．

さらなる高齢者人口の増加とともに，わが国における頸椎・頸髄損傷も増加していくことが予想され，60歳以上の転倒・転落は，平地での転倒など低エネルギー受傷機転であったり，運動麻痺が顕著でなかったりする場合も，頸椎・頸髄損傷が生じている可能性を念頭に対処すべきであると考えます．

2 軽症と思って，実は重症だったという失敗をしないために

1）まずは「受傷機転」に注目する

前述のように，高齢者では平地での転倒による脊髄損傷が4割近くもあります．低所からの転落や平地での転倒であっても，**転倒・転落した際にどんなふうにどこをぶつけたかを聴取する**ことは重要です．ぶつけた場所が前額部や下顎の場合も，転び方によっては過伸展にも過屈曲にもなります．後頭部をぶつけた場合は，過屈曲が生じます．重量物が頭頂部に落ちてきた場合などは，頸椎に軸圧が生じます．ときには脳震盪を起こし，受傷時の記憶があいまいな場合もありますが，**受傷機転からどこをぶつけ，首にどんな力が加わったかを推定し頸椎・頸髄損傷の可能性を見逃さないことが大切**です．

2）どんな「症状」があるのかに注目する

受傷機転と合わせて，症状にも注目します．脊髄が障害されると，損傷レベル以下の運動，感覚，反射の障害をきたし，併せて血圧低下や徐脈，発汗停止といった自律神経障害，膀胱直腸障害などさまざまな障害が生じます．教科書的には頸髄損傷では四肢麻痺を呈しますが，前述のように完全麻痺をきたすのは11.0％にとどまるため，**明らかな麻痺がないからといって，頸髄損傷が完全に否定できるわけではありません**．

意識障害がない場合には，まずは後頸部の自発痛や圧痛を調べます．頸椎カラーの前面を外して愛護的に触診を行い，特に，棘突起の部分に圧痛を認めた場合は骨折の可能性が示唆されます．

意識障害がある場合には身体所見を正確に評価することは難しいので，外傷初期診療ガイドライン（JATEC）では，表に示す身体所見があれば脊髄損傷を強く疑うとしています[3]．

表　意識障害のある患者で脊髄損傷を疑う神経所見

① 三叉神経領域（頭頸部）のみ，痛み刺激に反応する
② 肩の外転や肘の屈曲はするものの，肘の伸展はせず手指も動かさない
③ あきらかな腹式呼吸や陥没呼吸を認める
④ 四肢が弛緩している．腱反射がなく，肛門括約筋の緊張が低下している
⑤ 持続陰茎勃起（priapism）を認める
⑥ 血圧低下，徐脈，皮膚が温かい（神経原性ショック）

文献3を参考に作成．

3）頸椎カラーの考え方

　　救急隊が装着してきた頸椎カラーはいつ，どうやって外すべきなのか，それとも継続すべきなのかは，よくある研修医の質問の1つです．「受傷機転」と「症状」から頸椎・頸髄損傷が否定的であることを確認したら，患者さんに自発的な頸部の回旋運動，さらに屈曲・伸展運動を促し，運動時痛がなければ外してもよいと考えます．

　　頸椎カラーは一時的な固定器具であり，適正なサイズと位置が重要です．頸椎カラーを付けていてもサイズ調整ができておらず，伸展位が強くなっているのであれば，それ自体が害になってしまう場合があることにも注意が必要です．

3 注意を要するケース

症例1

　　70歳代女性．後頸部痛を主訴に救急外来を受診．

　　屋外を歩行中に転倒し，下顎部を路面に強打した．後頸部の痛みと両上肢，特に両肩に痛みとしびれを認めたが，明らかな筋力低下などは認めず，家族に付き添われ自家用車で来院．X線検査では明らかな骨症は認めなかった．

　　当初は麻痺の程度も軽く意識もはっきりしていたため，軽症と判断されMRI検査が施行されていたが，検査中に嗄声と呼吸困難感が増悪し，上級医が著明な咽頭後間隙血腫に気づき，MRIでも同様の所見を認めた．その後酸素飽和度が徐々に低下．気道緊急と判断し，即座に気管挿管が実施され危機が回避された．

1）症例1では何が起こっていたか

●咽頭後間隙血腫

　　受傷機転として下顎部を路面に強打したことにより，頸椎に過伸展の力が生じていました．症状は後頸部の痛みと両上肢，特に両肩に痛みとしびれを認めていますが，明らかな筋力低下などは認めず，麻痺の程度としては不完全麻痺です．X線検査で骨症は乏しいものの，著明な咽頭後間隙血腫を認めています（図1➡）．MRIでも同様の所見を認めており（図2➡），その後に生じた嗄声と呼吸困難感は血腫による上気道閉塞が原因と考えられます．やがて酸素飽和度の低下により気道緊急と判断され，気管挿管が実施されています．このように咽頭後間隙血腫は致命的になりうるので注意が必要です．

　　頸椎のX線を読影する際の，頸椎軟部組織間距離（厚み）の正常値は以下の通りです[3]．

　　・C2下部レベルでの椎体前縁と軟部組織間距離…正常：成人・小児とも7 mm以下
　　・C6レベルでの椎体前縁と軟部組織間距離…正常：成人22 mm以下，小児14 mm以下

図1では受傷時のC2レベルの厚みは14 mm，C6レベルは14 mmになっており肥厚しています．受傷後6カ月ではC2レベルの厚みは3 mm，C6レベルは10 mmになっており，改善がみられます．

万が一読影で明らかな咽頭後間隙血腫を認めた際は，気道確保の必要性を考慮してください．

A) 受傷時 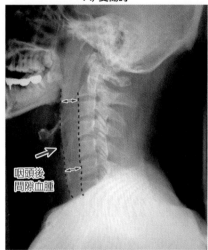   B) 受傷後6カ月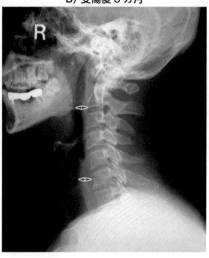

図1 症例1：X線検査
←→：軟部組織間距離

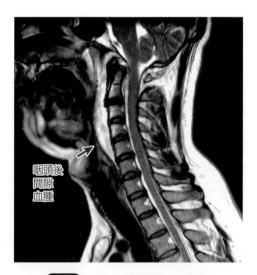

図2 症例1：MRI T2強調像

症例2

　70歳代男性．飲酒後自宅の廊下で転倒し体動困難となり救急搬送．

　大きな物音がした後，自宅の廊下に倒れている患者を家人が発見し救急要請．救急隊接触時，意識は傾眠であったが従命はとれ，バイタルサインは安定していた．右の下顎部に打撲痕と皮下血腫を認めた．強い後頸部痛と，両上肢に痛みとしびれがあり，握力低下と巧緻運動障害を認めたが，下肢は膝立可能で，足関節の運動障害は認めなかった．

　3D-CTで椎間関節片側脱臼を認め，飲酒後ということもあり床上安静で精査加療目的に入院．翌朝には整形外科コンサルトが予定されていたが，明け方受傷8時間後より意識障害が増悪したため，頭部MRIを施行したところ左側優位の小脳梗塞が認められ，緊急の血管造影検査で椎骨動脈閉塞（損傷）が疑われ緊急手術が行われることとなった．

2）症例2では何が起こっていたか

❶ 椎間関節片側脱臼

　受傷機転として，転んだ際に左を向くように倒れてしまい，ボクシングで下顎を殴られたような形で強く打ちつけています．3D-CT（図3）では環椎の左の外側環軸関節が後方にずれているのがわかると思います．**症例2**では，転んだ際に生じた回旋力により椎間関節の片側脱臼が生じています．このような症例は致死的になることもしばしばですが，生存した場合は頸椎のCT画像を多断面再構成で見直さなければ見落とすこともあり，注意が必要です．

❷ 椎骨動脈損傷

　その後に発生した意識障害の増悪は，頭部MRI（図4）や椎骨動脈造影検査（図5）から椎骨動脈損傷とそれに伴う小脳梗塞が疑われます．椎間関節脱臼や横突孔にかかる骨折，

椎間関節片側脱臼

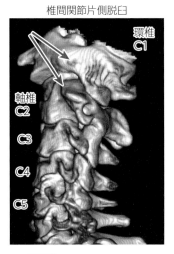

図3　症例2：3D-CT

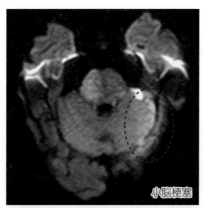
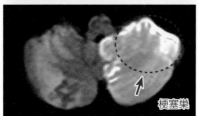

図4 症例2：頭部MRI

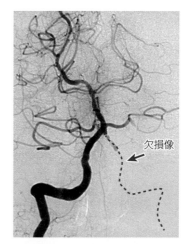

図5 症例2：椎骨動脈造影検査

椎骨動脈損傷（閉塞）により右椎骨動脈の欠損像を認める.

上位頸椎損傷では33％に椎骨動脈損傷を合併し，受傷後8時間〜12日間で脳幹部や小脳梗塞を発症します．椎骨動脈損傷が疑われるような頸椎損傷ではCTアンギオグラフィ（血管造影検査）を撮影し損傷の有無を確認することが推奨されています[3]．頸椎の脱臼骨折があったときに初療で椎骨動脈のCTアンギオグラフィを追加するというのは研修医の皆さんに知ってほしい注意点です．

4 その他の気をつけるべき頸椎外傷

❶ 非骨傷性頸髄損傷

頸椎の退行変性や脊柱管狭窄を有する中高年の患者さんに頸椎の過伸展が生じると，椎体や椎弓の損傷を伴わずに頸髄損傷を生じることがあり，一般的に非骨傷性頸髄損傷と呼ばれています．

欧米人と比べて脊柱管が狭く，後縦靱帯骨化症の頻度が高いといった日本人の頸椎の形態学的特徴だけではなく，急速に進んでいる高齢化も非骨傷性頸髄損傷の増加に関与しているとされています[4]．

❷ 歯突起骨折

図6は，歯突起骨折の頸椎のCTです．歯突起骨折が危険であることはいうまでもありません．しかし頸椎のCT画像を撮影したとしても，矢状断では骨折部がよくわかりますが，

水平断　　　　　　　　　　　　矢状断

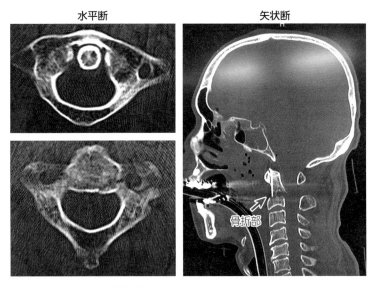

骨折部

図6 頸椎CT：歯突起骨折

水平断でははっきりしません．やはり，多断面再構成で見直さなければ見落とすこともあり，こちらも注意が必要です．

おわりに

わが国で急速に進行する高齢化は，疾病構造自体にも大きな変化を起こしていることが，近年の疫学調査からも明らかになっています．頸椎・頸髄損傷を見逃さないためには，まず「疑う」ことからはじめることではないかと考えます．

引用文献

1）「脊髄損傷の治療から社会復帰まで：全国脊髄損傷データベースの分析から」（労働者健康福祉機構全国脊髄損傷データベース研究会／編），保健文化社，2019

2）新宮彦助：日本における脊損発生の疫学調査 第3報（1990～1992）．日本パラプレジア医誌，8：26-27，1995

3）「改訂第6版 外傷初期診療ガイドラインJATEC」（日本外傷学会，日本救急医学会／監，日本外傷学会外傷初期診療ガイドライン改訂第6版編集委員会／編），へるす出版，2021

4）加藤文彦，他：非骨傷性頸髄損傷の予防法と早期治療体系確立に係わる研究・開発・普及：日本人の正常頸髄・硬膜管形態について．日本職業・災害医学会会誌，58：52-54，2010

Profile

関根康雅（Yasumasa Sekine）

防衛医科大学校 病院救急部 兼 防衛医学研究センター外傷研究部門
市中病院にて整形外科医をしていましたが，東日本大震災で被災地に赴いたことが転機となり，救急医にコンバート．埼玉医科大学国際医療センター勤務を経て，2016年4月より，防衛医科大学校 病院救急部と防衛医学研究センター外傷研究部門の講師を兼任し，衝撃波発生装置を用いた爆傷の医学研究や事態対処医療の啓蒙啓発をしております．

【軽症に見えて重症？ な外傷を見逃さない！】

四肢外傷：骨折だけじゃない！

佐伯辰彦

① 急性コンパートメント症候群は，症状と身体所見が大事
② 開放創をみたら開放骨折を疑う．予防的抗菌薬を忘れずに
③ 切断指は0〜4℃で保存し，必ず患者さんと一緒に移動させる．乾燥させない，水につけない，氷を直接当てないこと

はじめに

　四肢の外傷は骨折だけではありません．急性コンパートメント症候群，開放骨折，切断指は，知らなければ治療が遅れてしまう非常に重要な病態です．適切な診断と初期対応を身につけましょう．

1 コンパートメント症候群

　硬い筋膜コンパートメント内の圧力（筋区画内圧）が上がり，筋組織への適切な血液灌流を妨げられることで生じます．

症例1

　80歳代男性．既往歴：閉塞性動脈硬化症．トラックに轢過され，左下肢痛で受診．primary surveyではA，B，C，D，E異常なし．secondary surveyで，CTでも明らかな骨折は認めなかった．研修医は，若干左下腿の腫脹はあるが特に問題ないと判断し，経過観察目的に入院とした．

　ところが，夜間に徐々に疼痛が増悪し，鎮痛薬を使用しても効果がなかったため，病棟ナース

から主治医にコールがあった．慌てて診察したところ，左下腿の腫脹が増悪しており強い緊満感（図1）を認めたため筋区画内圧を測定した．筋区画内圧は76 mmHg，拡張期血圧と筋区画内圧の差27 mmHgであったため緊急で整形外科にコンサルトした．整形外科医はコンパートメント症候群と診断し，夜間緊急手術で下腿の減張切開を行った（図2）．

1) まずは疑うことが重要

コンパートメント症候群を疑う症状として6P徴候（pain：痛み，pallor：蒼白，paresthesia：知覚異常，paralysis：麻痺，pulselessness：脈拍消失，poikilothermia：冷たい皮膚）が知られていますが，6P徴候はすべて揃うと時すでに遅しです．特に痛みが一番最初に出現します．痛みは虚血によるものです．

骨折の痛みの場合は患部を安静にしていればそこまで強くありませんが，**安静時にも強**

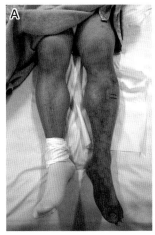
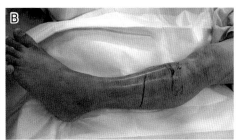

図1 症例1：左下腿腫脹
左下腿の腫脹と，色調変化，皮膚のテカリを認める．

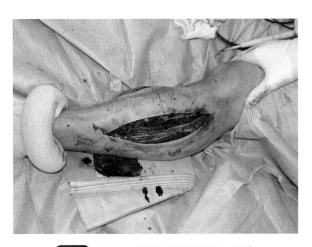

図2 症例1：下腿減張切開後の写真

表1 急性コンパートメント症候群の原因

整形外科	骨折・骨折手術 　脛骨骨幹部骨折 　前腕骨折
血管	動脈・静脈損傷 再灌流障害 出血 有痛性青股腫
軟部組織	クラッシュ症候群 熱傷 長時間の四肢圧迫
医原性	抗凝固薬投与患者での穿刺 ショックパンツの使用 ギプスによる圧迫 パルス洗浄の使用
その他	蛇咬傷 過度の筋肉使用

文献1より引用.

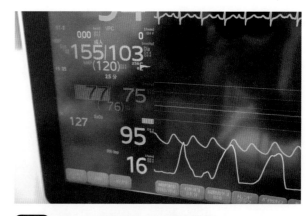

図3 症例1：筋区画内圧の測定結果
筋区画内圧（ICP）：76 mmHg
拡張期血圧と筋区画内圧の差（P Δ）：103 － 76 = 27 mmHg

く出現する痛みや，麻薬などの強力な鎮痛薬が必要な場合，コンパートメント症候群の発症を考慮しましょう．

2) 原因

表1のような原因が考えられます[1]．

3) 筋区画内圧を測ろう

発症した場合，6時間以内の減張切開が必要となります．

動脈ラインを作成して，筋区画内圧を測定しましょう．穿刺針は，圧排されないように18Gの金属針を使うことが多いです．

筋区画内圧の正常値は5 mmHg以下です．筋区画内圧30〜50 mmHgが減張切開の基準といわれていますが，拡張期血圧と筋区画内圧の差が30 mmHg以下であることがカットオフ値として使用されることが多いです（図3）．しかし，あくまで筋区画内圧測定は補助診断であり，身体所見も含めて判断しましょう．

 ここがポイント

皮膚がテカっている場合は，筋区画内圧の上昇を認める場合が多いです（図1）．皮膚のテカリに注意しましょう．

4) 切開方法（図4）

下腿は，4つのコンパートメント（前方，外側，深後方，浅後方）に分かれています．詳細な切開の方法は成書を参考にしてもらえればと思いますが，基本的に前外側切開と前内

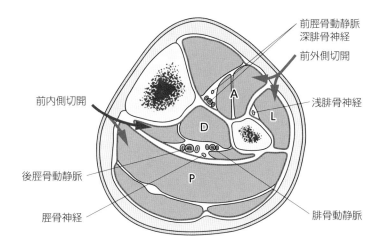

前脛骨動静脈
深腓骨神経

前外側切開

前内側切開

浅腓骨神経

後脛骨動静脈

脛骨神経

腓骨動静脈

図4 4つのコンパートメントと皮膚切開の方法

A：前方コンパートメント，L：外側コンパートメント，D：深後方コンパートメント，P：浅後方コンパートメント.
・前内側切開から深後方コンパートメント，浅後方コンパートメントに進入する．特に，深後方コンパートメントは
　わかりにくいので注意する.
・前外側切開から前方コンパートメント，外側コンパートメントへ進入する．筋間中隔が境界なので同定する.
文献2より引用.

側切開の2カ所が推奨されます．疑った時点で早めに整形外科，形成外科，皮膚科，救急科へコンサルトしましょう．病院によって対応に慣れている科が変わってくるかもしれません.

2 開放骨折

症例2

　10歳女児．歩行中に自動車に衝突された．右下腿に2 cm程度開放創を認め，シーネ固定され搬送された（図5A）．研修医は骨が見えていなかったため開放創のみと判断した．しかし，上級医から「開放創をみたら骨折を疑って画像を撮影するように」と言われ，シーネを外してX線を撮影しようとしたところ，下腿の動揺性を認めた．X線，CTでは脛骨・腓骨の骨幹部骨折を認め（図5B），開放創と交通していると判断し開放骨折と診断した.

　研修医は，慌てて抗菌薬（セファゾリン）の投与を開始，破傷風トキソイドと抗破傷風ヒト免疫グロブリンを使用し，整形外科コンサルト，手術室で洗浄，デブリドマンを行い，創外固定を行った（図5C）．Gustilo分類Ⅱと診断し，後日最終固定を行った.

1）わかりにくい開放骨折も多い

明らかな開放骨折は，露出した骨がはっきり見えます.

しかし多くの開放骨折では，骨折端は皮膚を貫通した後に引き戻され，外部からは見えなくなってしまいます．開放創をみたら常に開放骨折を疑って画像を撮影しましょう.

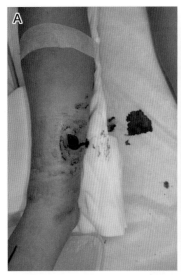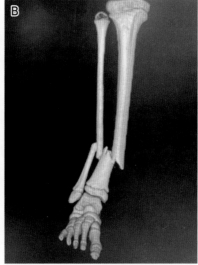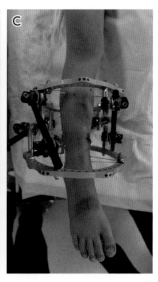

図5　症例2：右脛腓骨開放骨折
A）創部，B）骨折形の3D-CT，C）創外固定後.

2）すぐに手術？[3]

　　開放骨折の基本的治療としては，洗浄，デブリドマン，創外固定を行い，状態が落ち着いたところで2期的に最終固定を行うことが多いです．

　　以前はgorden timeとされる受傷6時間以内の手術が推奨されていましたが，現在は受傷すぐの手術よりも，より確実なデブリドマンが推奨されています．

【手術までの時間の目安】
6時間以内　：汚染創やコンパートメント症候群，阻血を呈する血管損傷を伴う開放骨折
12時間以内：高エネルギー外傷を伴う開放骨折
24時間以内：低エネルギー外傷を伴う開放骨折

3）予防的抗菌薬を忘れずに

　　予防的抗菌薬は受傷1時間以内の投与が推奨されています．受傷後早期の抗菌薬投与により，感染率がプラセボ群に比べ0.43倍になるといわれています[4]．感染を予防するためにできるだけ早い投与が必要です．破傷風トキソイドや免疫グロブリンも忘れないようにしましょう．

　　開放骨折の重症度分類であるGustilo分類（表2）と汚染の状況によって抗菌薬の選択を変更します．

 ここがポイント

　　Gustilo分類は，開放骨折の洗浄，デブリドマンを行った後の皮膚の状態で判断します．

表2 Gustilo 分類

type Ⅰ	1 cm 以下の開放創．軽度の汚染と軟部組織損傷．骨折は単純骨折
type Ⅱ	1 cm 以上の開放創．中等度の汚染と軟部組織損傷．骨折は中等度の粉砕
type ⅢA	重度の汚染および軟部組織損傷を認め，軟部組織で骨折部の被覆が可能
type ⅢB	重度の汚染および軟部組織損傷を認め，軟部組織で骨折部の被覆ができず皮弁での被覆が必要
type ⅢC	修復を必要とする動脈損傷を伴う開放骨折

文献5より作成．

【抗菌薬のレジュメ[6]】
・Gustilo Ⅰor Ⅱ：セファゾリン2 g 8時間ごと 24時間投与
・Gustilo Ⅲ　　 ：セファゾリン2 g 8時間ごと＋ゲンタマイシン5 mg/kg 24時間ごと
　　　　　　　　：セフトリアキソン2 g 24時間ごと
　　　　　　　　いずれも72時間投与，もしくは軟部が覆われるまで投与
●特殊な汚染の状況
・土壌汚染：メトロニダゾール500 mg 8時間ごとを追加（*Clostridium* カバー）
・淡水汚染：ピペラシリン・タゾバクタム4.5 g 6時間ごとに変更（*Pseudomonas*，*Aeromonas* カバー）
・海水汚染：ピペラシリン・タゾバクタム4.5 g 6時間ごと＋ドキシサイクリン100 mg 12時間ごとに変更（*Vibrio* カバー）

3 切断指（肢）

症例3

20歳代男性．バイク走行中に，普通乗用車と衝突し当院に搬送された．PSは異常なし，SSで全身打撲と右母指の切断を認めた（図6A）．右母指切断指はビニール袋に入った状態で搬送された（図6B）．
研修医は切断指を温めないように，救急外来の冷蔵庫に保管した．自院整形外科では対応できないため，再接着目的に大学病院に救急車で転院搬送となった．
大学病院に到着後，大学病院整形外科から切断指について尋ねられたところ研修医は切断指を持ってきていないことに気づいた．切断指はビニール袋に入ったまま，冷蔵庫で冷却され忘れ去られていた．結局保存状態も悪く再接着は行えなかった…．

1）切断指（肢）をみたら考えること

まず，ABCの安定化を最優先します．出血があれば圧迫止血を行います．
出血が制御できない場合，ターニケットも有用です[7]．使用方法は，確認しておきましょう．次に，切断された先の指（肢）を見つけ適切に保存します．

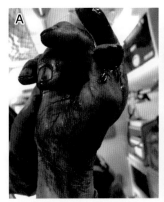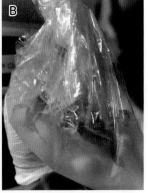

図6 症例3：右母指切断と切断指
画像提供：吉村有矢先生（八戸市立市民病院 救命救急センター）
切断指は不適切な保存状態で搬送された（ガーゼにくるまずそのままビニール袋に入っている）.

表3 切断指（肢）の再接着の適応

再接着の適応	再接着の適応外
・切断された組織が残っている ・切断された組織の挫滅が軽度 ・患者が再接着術を希望している場合	・切断された組織が失われている ・切断指が全体に圧挫されている高度挫滅例 ・患者が再接着術を希望しない場合

2）どれくらい急ぐのか？

　　切断指（肢）の保存状態が再接着術の結果を左右します.

　　基本は0～4℃での保存が最もよいといわれています．4℃で保存した場合，切断指は12～14時間程度，切断肢は6～8時間程度保存可能とされています.

　　切断指（肢）の再接着の適応を**表3**に示します.

3）切断指の保存方法

　　切断指は異物を取り除き，生理食塩水で湿らせたガーゼに入れ，直接氷に接しないように冷却し，患者さんとともに搬送します（**図7**）．切断面の消毒は行いません．特にアルコールは組織障害をきたすので使用してはいけません.

 ここがポイント
　① 乾燥させないこと
　② 水につけないこと（水浸しにしない）
　③ 氷と直接接触させないこと（直接接触すると低温損傷をきたす）

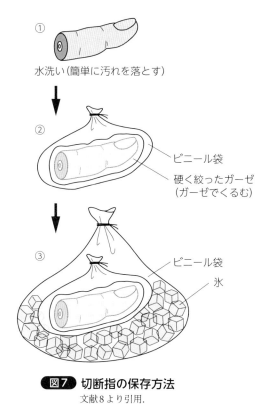

① 水洗い（簡単に汚れを落とす）

② ビニール袋
硬く絞ったガーゼ
（ガーゼでくるむ）

③ ビニール袋
氷

図7 切断指の保存方法
文献8より引用．

引用文献

1）Köstler W, et al：Acute compartment syndrome of the limb. Injury, 36：992-998, 2005（PMID：16372396）

2）「OS NEXUS 1 膝・下腿の骨折・外傷の手術」（宗田 大 / 編），メジカルビュー社，2015

3）British Orthopaedic Association Trauma Committee：British Orthopaedic Association Standard for Trauma（BOAST）：Open fracture management. Injury, 51：174-177, 2020（PMID：31926613）

4）Gosselin RA, et al：Antibiotics for preventing infection in open limb fractures. Cochrane Database Syst Rev, 2004：CD003764, 2004（PMID：14974035）

5）Gustilo RB, et al：Problems in the management of type III（severe）open fractures：a new classification of type III open fractures. J Trauma, 24：742-746, 1984（PMID：6471139）

6）Schmitt SK：Osteomyelitis associated with open fractures in adults. UpToDate, 2021

7）総務省消防庁：平成29年度救急業務のあり方に関する検討会 第2回資料5 テロ災害等の対応力向上．2017
https://www.fdma.go.jp/singi_kento/kento/items/kento215_11_shiryo5.pdf

8）「手外科診療ハンドブック 改訂第2版」（斎藤英彦，他 / 編），南江堂，2014

Profile

佐伯辰彦（Tatsuhiko Saiki）
....
県立広島病院 救急科
救急科専門医，整形外科専門医
救急と外傷整形外科をしています．外傷は患者さんごとにそれぞれで
同じものはないので，日々新しいことの発見です．興味ある方ぜひ整
形外科と救急を一緒にしませんか？

【軽症に見えて重症？ な外傷を見逃さない！】

骨盤骨折：高齢者に注意？

寺山毅郎

① 高齢者では，不安定型骨盤骨折でなくてもショックに陥る危険性がある

② 骨盤部，腰部，大腿骨近位部の外傷は骨盤部X線をまず撮影する

③ 脆弱性骨盤骨折は，帰宅が可能でもフォローアップの手配までを含めた配慮が救急外来で求められる

はじめに

　　骨盤骨折は，primary survey（PS）で学んだ通り，循環（C）にかかわる重要な外傷です．重症骨盤骨折は専門医による治療が必要ですが，実際に研修医の皆さんが担当するのは重症ではない症例が多いと思います．JATECは重症外傷に対応するための重要なガイドラインですが，重症でない場合の診療についてもそれとは別に学ぶ必要があります．

1 primary surveyにおける骨盤骨折診療の要点

　　骨盤骨折の症例におけるPSでは，循環に影響を及ぼす不安定型骨盤骨折を見逃さないことが重要です．不安定型骨盤骨折は，骨盤輪の前方部と後方部の少なくとも2カ所が損傷し，輪状構造が崩れている状態をさします．重症例では，身体診察は基本的に画像評価の後に行われます．もし不安定型骨盤骨折と循環の異常を同時に認めた場合，「蘇生」と「蘇生としての止血」を同時に行うことになります．

2 骨盤部X線読影のポイント

　　JATECで推奨されている骨盤骨折の読影方法を表1に示します．読影は，① 全体，② 前方成分，③ 後方成分（secondary surveyではこれに加えて ④ 寛骨臼）の順に系統的に行います．②と③の両方で異常がある場合は，不安定骨盤骨折と判断し，循環の変化に注意する必要があります．後方成分の読影は，腸管ガスなどの影響で正確に行えない場合がしばしばありますが，そのような場合は異常があるとみなし，時間をかけずにPSを遂行しましょう．secondary surveyの段階で再度読影し，必要に応じてCTを撮影します．

3 骨盤骨折の分類と簡易固定

　　不安定型骨盤骨折は，骨盤輪後方部が一部損傷した部分不安定型と，完全に破綻した完全不安定型に分類されます．外力の方向によって，完全不安定型は垂直剪断型（vertical shear：VS）とも呼ばれ，部分不安定型は，側方圧迫型（lateral compression：LC）と前後圧迫型（antero-posterior compression：APC），垂直剪断型（VS）に分類されます．うまく分類ができない場合もありますが，受傷機転から外力の方向を考慮することは，治療戦略を考えるうえで役立ちます．

表1 primary surveyにおける骨盤部X線の読影手順

読影手順	骨盤X線写真
1. 全体：正確な正面像かを確認する	
1-1) 正面性：腰椎棘突起の位置が椎体正中にあるか？…①	
1-2) 対称性：腸骨翼の大きさと高さの左右差を確認する…②	
2. 前方成分	
2-1) 恥骨・坐骨骨折の有無：8の字を描くように骨を確認…③	
2-2) 閉鎖孔の左右差の有無：左右の閉鎖孔を見比べる…④	
2-3) 恥骨結合の幅：2.5 cm以上あるか…⑤[※1]	骨盤イラスト
3. 後方成分	
3-1) 腸骨骨折の有無…⑥	
3-2) 仙腸関節の幅：左右差の有無をみる…⑦[※2]	
3-3) 仙骨骨折の有無：仙骨孔を中心に左右を見比べる…⑧	
3-4) L5横突起骨折の有無…⑨[※3]	
（4. 寛骨臼[※4]）	

※1：恥骨結合が2.5 cm以上離開していれば，後方成分の靭帯も損傷していると考える．
※2：左右差があれば損傷を疑うが，左右差がない場合でも損傷がないとはいえない．稀に両側に損傷があり結果的に左右差がないことがある．
※3：骨折している場合でも骨片を探すのに時間をかける必要はない．
※4：secondary surveyのときには読影する．
文献1を参考に作成．

蘇生としての止血法には,「骨折部の安定化」と「損傷血管の止血術」があります. このうち, PSでは骨折部の安定化として簡易骨盤固定までは行う必要があります. 簡易骨盤固定には, ① シーツラッピング, ② サムスリング-Ⅱ, ③ T-POD, ④ ペルビッキー®などさまざまな方法・デバイスがあります. デバイスごとの具体的な実施手順については, 本稿では割愛しますが, 各施設で採用しているデバイスを確認し, メーカーのWebサイトやYouTubeなどで学習してみてください. 創外固定などのほかの骨折部の安定化処置や, 経カテーテル動脈塞栓術や後腹膜パッキングなどの止血術も実施できるかは施設によって異なるため, あらかじめ把握しておきましょう.

4 軽症・中等症の骨盤骨折

重症でない場合は, そもそも検査や入院の必要性などを考慮する必要があり, 必ずしも重症例と同じ診療フローで対応することはできません.

軽症や中等症の骨盤骨折は, 高齢者で圧倒的に多くみられます. 高齢者では, 不安定型骨盤骨折でなくてもショックに陥る可能性があります[2]. また, 軽微な外力でも骨折を引き起こす脆弱性骨盤骨折について知っておく必要もあります. 初期診療を誤ると, 長期的に機能予後低下につながる可能性があります. ここでは, 当院の研修医が実際に診療した症例を紹介します.

症例1 : 認知症のある90歳代, 女性

現病歴:路上で歩行中にバランスを崩し, 尻もちをつくようにして殿部から左腰部を強打し歩行困難となった.

既往歴:心筋梗塞, 脊柱管狭窄症, 脳梗塞 (抗血小板薬の内服あり).

搬送後経過:バイタルサインは安定していた. 痛みの局在は曖昧であったが, 左股関節を動かそうとするときに痛みを最も強く訴えたため, 受傷機転と合わせて左大腿骨近位部骨折を疑った. 大腿骨X線で骨折線は明らかではなく, CTを追加したところ大腿骨に骨折はなく左腸骨骨折を認めた (図1➤). 左腸骨骨折のみで不安定型骨盤骨折には該当しなかったが, CTから帰室後, 意識レベルが低下し血圧を測定すると60/40 mmHgであった. 止血術を考慮し, 急性期は近隣の救命救急センターへ転院し加療となった.

症例1は, 不安定型骨盤骨折ではないにもかかわらずショックに陥ったケースです. 高齢者では認知症であったり, 併存する循環器疾患に対し抗凝固薬や抗血小板薬を服用している割合が高くなります. そのため, 不安定型骨盤骨折でなくても予想以上の出血をきたすことがあります. CTでは骨折だけでなく, 骨折近傍の血腫の大きさや小さな血管外漏出の存在 (造影した場合) にも注意を払う必要があります. 本症例では, 最初のCTで腸骨前面に大きな血腫がすでに形成されていましたが (図1➜), 造影CTが撮影されていませんでした.

また, 身体所見と最終診断が一致していないことも注目すべき点です. 一般的に, 高齢者が転倒し, 殿部や股関節の痛みを訴える場合は, 腰椎圧迫骨折や大腿骨近位部骨折を疑

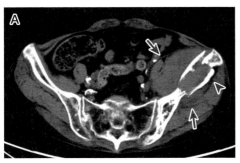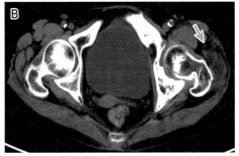

図1 症例1：救急外来受診時の骨盤部単純CT画像

左腸骨に骨折を認める（▷）．骨折部の前面には血腫が形成されている（→）が，よく見ると骨折の後面
にも血腫が認められ大腿骨転子部の外側まで分布しており（⇨），左股関節の圧痛と他動時の痛みに関与
していたと考えられる．

いいます．しかし，高齢者ではバイタルサインの信頼性が低下する[3]のと同様に，外傷にお
いても身体所見が正確に反映されないことがあります．高リスク受傷機転，循環動態が不
安定，単純CTで大きな血腫を認めるような症例では，不安定型骨盤骨折ではなくても必
ず造影CTも追加しましょう．

　脆弱性骨盤骨折と診断された患者の初診時の症状は，大腿骨近位部骨折や腰椎圧迫骨折
と似ており[4]，腰痛（32％），殿部痛（38％），下肢痛（29％），鼠径部痛・股関節痛・歩行
時痛（47％）であったと報告されています[5]．いずれも単施設後方視研究ではありますが，
臨床症状が多彩で紛らわしいという点は非常に共感ができます．骨盤や大腿骨近位部に骨折
が疑われた場合は，身体所見にかかわらず骨盤部X線でまず評価をした方がよいでしょう．

症例2：80歳代，女性

現病歴：3週間前に自宅で転倒し，腰痛を主訴に近医へ救急搬送された．X線から恥骨単独骨折
　と診断され，鎮痛薬を処方され帰宅となった．しかし，徐々に腰痛が増悪し歩けなくなり，ト
　イレにも行けなくなったため当院に救急搬送された．

既往歴：腰椎圧迫骨折，骨粗しょう症，左大腿骨近位部骨折．

搬送後経過：腰部正中と仙腸関節部に圧痛がありCTを撮影したところ，仙骨にも複数の骨折線
　を認め（図2→）入院となった．保存的に加療し，2週目から離床が可能となった．しかし，
　自宅に帰るまでのADL改善には至らず1カ月後にリハビリ転院となった．

　症例2は最初に受診をした際にX線のみの評価で後方成分の骨折を見逃してしまい，結果
的に時間が経って歩行困難となってしまったことがポイントです．脆弱性骨盤骨折を疑う症
例の初診を担当するとき，どのように進めるべきかを考えさせられるケースです．

　脆弱性骨盤骨折に関して救急外来で重要と思われる知識を表2に示しました．脆弱性骨
盤骨折の半数以上の患者が歩行可能[5]であり，脆弱性骨盤骨折の好発部位である仙骨骨折
の検出感度がX線で約15％，CTで約90％[6]，また基本的には自宅退院率も低く，機能予
後は大腿骨近位部骨折のように低い[7]という事実は重要です．少なくとも，外傷で骨盤近
傍に異常な身体所見を認め，骨盤部X線で骨盤前方成分に異常が認められた場合は，CTを

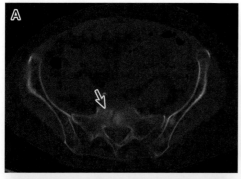
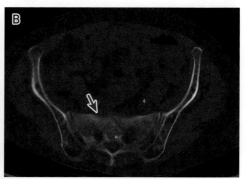
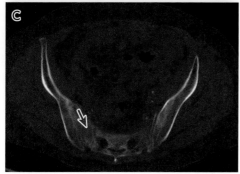

図2 **症例2：2回目の救急搬送時の
骨盤部単純CT画像**

仙骨に骨折線（➡）を認め尾側方向に延びて
いる．骨折線は右側の仙骨孔を伝い連続してい
ることが確認できる．後日撮影したMRI撮影で
は，このCTでは骨折がわからなかった反対側の
仙骨翼にも損傷している所見が認められた．

表2 **脆弱性骨盤骨折に関して知っておくべき知識**

疫学		・大腿骨近位部骨折に次いで高齢者ほど起きやすい[8] ・骨粗鬆症はリスクファクターの1つである[9] ・好発部位は恥骨と仙骨翼である ・ほかの医療機関をすでに受診したことのある症例が多い[5]
診断	身体所見	大腿骨近位部骨折や腰椎圧迫骨折と似た症状を呈する[4] ・腰痛（32%），殿部痛（38%），下肢痛（29%），鼠径部・股関節痛・歩行時痛（47%）[5] ・約6割が歩行可能[5]
	画像所見	骨盤後方成分の骨折を伴う場合が多い ・脆弱性骨盤骨折の65%に後方成分の骨折あり[10] ・恥骨骨折を認める患者の約8割が，MRIで後方成分に骨折を伴う[11] ・前方成分単独と診断した患者の21%は，最終的に後方成分の骨折を伴う[12] 後方成分のX線の骨折検出感度は非常に低く，見逃しやすい[13] ・好発部位の仙骨不全骨折の検出感度はX線14%，CTで88%である[6]
重症度判定		重症外傷ではAO/OTA分類[14]が用いられるが，脆弱性骨盤骨折ではRommens分類[15]が用いられる
予後		入院を必要とする患者の自宅退院率は低い 長期予後はよくない ・3年後死亡率は20%である[16] ・27%に1年後の運動機能低下あるいはQOL低下を認める[17]

撮影し後方成分の確認までを救急外来で確実に行うことが必要です．また，CTで後方成分に異常がなく帰宅が可能と判断したときも，整形外科のフォローアップまでを手配するような慎重な配慮が求められます．

おわりに

重症ではない骨盤骨折について，症例を交えながら解説しました．このような症例は，**専門医ではない先生の初期対応こそ，患者さんの機能予後低下の防止において大きな役割を果たす**と言っても過言ではありません．本稿を読んで，重症でない例も別途学習をする必要性があるということを理解していただければ幸いです．

引用文献

1）「改訂第6版 外傷初期診療ガイドライン JATEC」（日本外傷学会，日本救急医学会／監，日本外傷学会外傷初期診療ガイドライン改訂第6版編集委員会／編），へるす出版，2021

2）松井健太郎：高齢者の安定型骨盤骨折に注意すべし！レジデントノート増刊，18：2165-2166，2016

3）Su YC, et al：Revising Vital Signs Criteria for Accurate Triage of Older Adults in the Emergency Department. Int J Gen Med, 15：6227-6235, 2022（PMID：35898300）

4）上田泰久：脆弱性骨盤骨折の診断と治療．整形・災害外科，59：413-424，2016

5）吉峰史博：骨盤骨折の病態と治療 骨盤脆弱性骨折の診断と治療．別冊整形外科，1：120-125，2020

6）Graul I, et al：Significance of Lumbar MRI in Diagnosis of Sacral Insufficiency Fracture. Global Spine J, 11：1197-1201, 2021（PMID：32748639）

7）Loggers SAI, et al：Prognosis and institutionalization of frail community-dwelling older patients following a proximal femoral fracture：a multicenter retrospective cohort study. Osteoporos Int, 33：1465-1475, 2022（PMID：35396653）

8）Nicholas D, et al：Fractures in the elderly patient.「Rockwood and Green's fractures in adults, 8th edition」（Court-Brown CM, et al, eds）, p624, Lippincott Williams & Wilkins, 2014

9）Tsiridis E, et al：Sacral insufficiency fractures：current concepts of management. Osteoporos Int, 17：1716-1725, 2006（PMID：16855863）

10）Rommens PM, et al：Clinical pathways for fragility fractures of the pelvic ring：personal experience and review of the literature. J Orthop Sci, 20：1-11, 2015（PMID：25323921）

11）Nüchtern JV, et al：Significance of clinical examination, CT and MRI scan in the diagnosis of posterior pelvic ring fractures. Injury, 46：315-319, 2015（PMID：25527459）

12）山本裕也，他：脆弱性骨盤骨折の画像評価の検討．骨折，41：437-440，2019.

13）Lyders EM, et al：Imaging and treatment of sacral insufficiency fractures. AJNR Am J Neuroradiol, 31：201-210, 2010（PMID：19762463）

14）Meinberg EG, et al：Fracture and Dislocation Classification Compendium-2018. J Orthop Trauma, 32 Suppl 1：S1-S170, 2018（PMID：29256945）

15）Rommens PM & Hofmann A：Comprehensive classification of fragility fractures of the pelvic ring：Recommendations for surgical treatment. Injury, 44：1733-1744, 2013（PMID：23871193）

16）Maier GS, et al：Risk factors for pelvic insufficiency fractures and outcome after conservative therapy. Arch Gerontol Geriatr, 67：80-85, 2016（PMID：27448040）

17）Breuil V, et al：Outcome of osteoporotic pelvic fractures：an underestimated severity. Survey of 60 cases. Joint Bone Spine, 75：585-588, 2008（PMID：18474446）

■ 参考文献・もっと学びたい人のために

1）「改訂第3版 外傷専門診療ガイドラインJETEC 戦略と戦術，そしてチームマネジメント」（日本外傷学会/監，日本外傷学会外傷専門診療ガイドライン改訂第3版編集委員会/編），へるす出版，2023

Profile

寺山毅郎（Takero Terayama）

自衛隊中央病院 救急科
救急専門医，集中治療専門医を取得後，精神保健指定医と精神科専門医を取得し，救急に軸足を置いて活動中の自衛隊医官．目の前に現れたことはとりあえずやってみることをモットーにガイドライン作成や臨床研究等も興味の赴くままに行っています．精神科と救急のあいだに埋もれる課題にスポットライトを当てるべく，活動をしています．

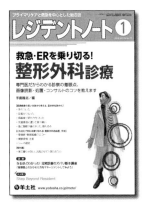
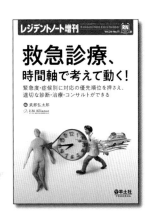
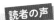
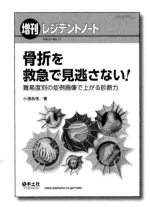

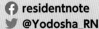

シンプルにわかる外科初期研修ハンドブック

窪田忠夫／編

- □ 定価4,180円(本体3,800円+税10%) □ B6変型判 □ 296頁
- □ ISBN 978-4-7581-0586-6

新刊

- ● 研修の前準備から必須知識・手技, 病棟での動き方まで厳選して解説!
- ●「箇条書き」かつシンプルな記載で知りたいことがすぐに見つかる!
- ● 外科以外に進む研修医にもおすすめ! ローテーションを有意義に過ごせる!

外科初期研修を乗り切るための必携書!

本書の内容

序

I ローテーションの前準備としてやっておくこと
仕事の流れを把握する/知識のつけ方, 学び方, 他

II 病棟からのコールにいかに対応するか
1 周術期管理
　Ⓐ代表的な手術のクリニカルパス
　Ⓑ手術前日にやること
　Ⓒ手術当日にやること
　Ⓓ術後にすべきこと
2 よくある合併症への対処法
3 各種ドレーンやステントの管理
　Ⓐ経皮的に挿入したドレーン
　Ⓑ内視鏡的に挿入したステント
　Ⓒ手術の際に留置したドレーン

III ベッドサイドや外来で行う外科処置
1 機器や診療材料の種類と用途
　Ⓐ機器/Ⓑ診療材料
2 糸結びと縫合
3 創部のドレッシング
4 腹腔穿刺/腹水ドレナージ
5 胸腔穿刺/胸腔ドレナージ
6 静脈カテーテル
7 ストーマ
IV 知っておきたい外科手術の基本知識
1 手術機器
2 各種手術のアプローチ
3 代表的な手術
4 概要だけは知っておきたい手術

●シリーズ既刊も好評発売中!

シンプルにわかる循環器内科研修ハンドブック

池田隆徳／編

- □ 定価 4,180円(本体3,800円+税10%) □ B6変型判 □ 312頁
- □ ISBN 978-4-7581-0585-9

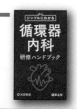

発行 ⑨羊土社 YODOSHA　〒101-0052　東京都千代田区神田小川町2-5-1　TEL 03(5282)1211　FAX 03(5282)1212
E-mail：eigyo@yodosha.co.jp
URL：www.yodosha.co.jp/

ご注文は最寄りの書店, または小社営業部まで

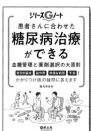
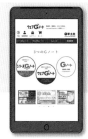

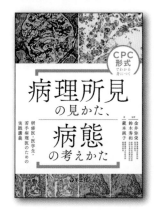
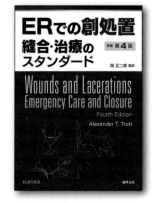
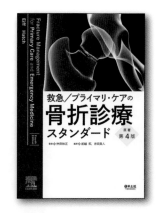

検査のTips!

シリーズ編集／五十嵐 岳（聖マリアンナ医科大学 臨床検査医学講座），後藤和人（東海大学医学部 臨床検査学）

第79回　ルーチン検査を学ぶには

松本　剛

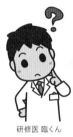

先生，ルーチン検査って言葉を検査の講義で聞いたのですが，普通の検査とどう違うのでしょうか？ また，ルーチン検査を使いこなすためにはどうしたらいいのでしょうか？

研修医 臨くん

ルーチン検査とは日常診療において，すべての患者さんに対して行うべき臨床検査のことをさすよ．ルーチン検査を上手に使いこなせれば，よりスムーズに診療を行うことができるよ．そのためのトレーニングとしてRCPCというものがあるね.

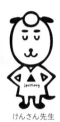

けんさん先生

解 説

● ルーチン検査とは

　　ルーチン検査とは，別名基本的検査ともいわれるよ．もともと臨床検査は，患者さんの病歴と身体所見をもとに鑑別診断をあげてから，その確定診断や除外診断のために行うものとされていたんだ．しかし，臨床検査はその検査値を解釈することで，患者さんの身体のなかで起こっていることを病態として把握することが可能だよ．このように，患者さんの病態把握のために行う検査のことをルーチン検査または基本的検査と呼ぶんだ．患者さんの病歴と身体所見に加え，ルーチン検査を解釈することで，より精度の高い鑑別診断をあげることが可能になるよね（図）．また，臨床検査は結果が判明するまでに時間を要するため，ルーチン検査を最初に行うことは医療の効率化にもつながるんだ.

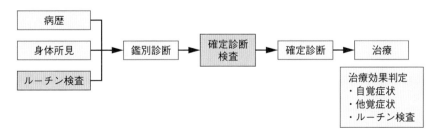

図 診療の流れにおける臨床検査の役割

● 確定診断検査とは

　鑑別診断をあげた後に，その鑑別診断がより可能性が高いのか，もしくは違う可能性が高いのかを判断するために行う検査を確定診断検査というよ．確定診断検査はそれぞれの診断に対して感度・特異度を有するよ．結果に応じて，検査後確率が上下するのが確定診断検査ということになるね．

● ルーチン検査の学び方

　ルーチン検査を学ぶ方法として reversed clinicho-pathological conference（RCPC）と呼ばれるものがあるよ．RCPC では臨床情報を隠した状態で，ルーチン検査を解釈し，患者さんの病態に迫るんだ．これはルーチン検査のみで診断をすることが目的なのではなくて，ルーチン検査の異常値や変動から，患者さんの身体のなかで起こっている病態を解明することが目的になるよ．

　ここである患者さんの検査データを提示するね（表）．検査データ以外にわかっていることは，年齢・性別と主訴のみ．検査データだけから，どこまで患者さんの病態に迫れるか，ぜひチャレンジしてみてね！

　次回（2023年11月号），ルーチン検査の解釈方法について解説するよ．お楽しみに！

ルーチン検査は患者さんの病態を把握するための検査だよ．ルーチン検査を学ぶために，RCPC に挑戦してみよう．

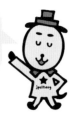

※日本臨床検査医学会では，新専門医制度における基本領域の1つである臨床検査専門医受験に関する相談を受け付けています．専攻医（後期研修医）としてのプログラム制はもちろん，一定の条件を満たすことができれば，非常勤医師や研究生としてカリキュラム制でも専門医受験資格を得ることが可能です．専攻した場合のキャリアプランならびに研修可能な施設について等，ご相談は以下の相談窓口までお気軽にどうぞ！！
日本臨床検査医学会 専門医相談・サポートセンター E-mail：support@jslm.org

※連載へのご意見，ご感想がございましたら，ぜひお寄せください！また，「普段検査でこんなことに困っている」
「このコーナーでこんなことが読みたい」などのご要望も，お聞かせいただけましたら幸いです．rnote@yodosha.co.jp

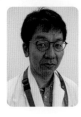

今月のけんさん先生は…
信州大学医学部附属病院 臨床検査部の松本　剛でした！
信州大学では学生の講義や実習でRCPCを取り入れています．学生，研修医の皆さんには臨床検査，特にルーチン検査を日常診療で上手に活用する方法を知ってほしいです．

日本臨床検査医学会・専門医会 広報委員会：
五十嵐 岳，上養義典，江原佳史，尾﨑 敬，木村 聡，久川 聡，後藤和人，千葉泰彦，常川勝彦，西川真子，藤井智美，増田亜希子

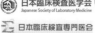

臨床検査専門医を
目指す方へ

表 背部と左下肢の痛みを主訴に転院してきた40歳代男性の検査値

採取日	−80病日	第1病日	第2病日	第2病日	第3病日	第4病日	第5病日	基準範囲
採取時間	10:00	18:30	3:00	6:00	6:00	6:00	6:00	
TP	6.7	6.0	4.6	5.1	5.7	5.6		6.6～8.1 g/dL*
ALB	3.5	3.0	2.3	2.5	2.5	2.3	2.0	4.1～5.1 g/dL*
UN	29.0	27.1	31.2	34.1	51.7	62.1	62.5	8.0～20.0 mg/dL*
Cre	2.03	2.98	3.77	4.21	6.95	7.25	7.07	0.65～1.07 mg/dL*
UA	10.6	11.3	11.1		12.0	9.6		3.7～7.8 mg/dL*
TC	202	198						142～248 mg/dL*
AST	22	23	31	44	44	24	17	13～30 U/L*
ALT	27	23	25	31	44	35	26	10～42 U/L*
γGT	51	64	46	53	51	48	51	13～64 U/L*
T-bil	0.80	1.17	1.29	1.37			0.94	0.40～1.50 mg/dL*
D-bil			0.39					0.10～0.40 mg/dL
ALP	256	226	169	192			232	106～322 U/L*
LD	298	378	678	931	1,335	1,160	933	124～222 U/L*
CK	240	270	305	483	1,046	440	188	59～248 U/L
AMY	59		90	114	73	50	113	44～132 U/L*
Na	140	138	137	139	139	138	137	138～145 mmol/L*
K	4.3	3.8	5.7	4.7	5.1	4.3	4.2	3.6～4.8 mmol/L*
Cl	107	106	107	106	106	104	104	101～108 mmol/L*
CRP		0.32	1.46	2.91	25.23	35.89	27.71	0～0.14 mg/dL*
プロカルシトニン		0.09						＜0.50 ng/mL
BNP		1,442.9						
WBC	5.5	15.6	11.5	11.5	26.8	21.0	13.6	3.3～8.6×10³/μL*
NUT%	62.4	90.5	80.7	84.7	89.3	88.5	85.8	41.8～75.0%
LYM%	23.4	5.1	10.8	6.9	3.7	4.0	5.0	18.5～48.7%
MON%	7.1	3.7	8.0	8.0	6.8	6.8	7.3	2.2～7.9%
EOS%	6.2	0.3	0.2	0.1	0.0	0.4	1.5	0.4～8.7%
BAS%	0.9	0.4	0.3	0.3	0.2	0.3	0.4	0.2～1.5%
RBC	5.84	5.88	4.79	5.07	5.27	5.20	4.79	4.35～5.55×10⁶/μL*
Hb	17.1	16.7	13.7	14.6	15.5	15.0	13.8	13.7～16.8 g/dL*
HCT	51.1	52.6	42.5	45.0	47.2	46.6	42.1	40.7～50.1%*
MCV	87.5	89.5	88.7	88.8	89.6	89.6	87.9	83.6～98.2 fL*
MCH	29.4	28.4	28.6	28.8	29.4	28.8	28.8	27.5～33.2 pg*
MCHC	33.5	31.7	32.2	32.4	32.8	32.2	32.8	31.7～35.3 %*
PLT	218	199	169	179	190	175	172	158～348×10³/μL*
PT	12.4	11.5	12.6	12.3	13.1	14.0	13.6	
PT-INR	1.0	1.0	1.1	1.1	1.2	1.3	1.2	0.85～1.15
APTT	28.3	25.6	30.0	26.6	27.9	36.0	33.3	23.0～38.0秒
FIBG		264	216	256	541	692	659	180～350 mg/dL
Dダイマー	0.8	6.0	3.2	3.4	4.8	7.1	7.7	0～1.0 μg/mL

＊：共用基準範囲，その他：信州大学基準範囲

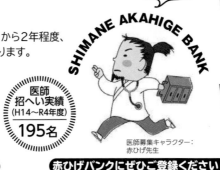
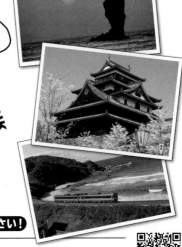
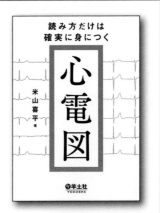

第7回 薬剤内服後の不調①
～薬剤性QT延長症候群～

杉山洋樹（岡山済生会総合病院 内科），森田　宏（岡山大学学術研究院医歯薬学領域 先端循環器治療学）

▶ はじめに

　　心臓病に限らず種々の疾患に対する治療薬には，心臓に悪影響を与える可能性をもつものがあります．臨床的に使用頻度の高い薬剤については理解しておくことが望ましいです．

症例　80歳代女性.

気分不良と一過性意識消失発作を反復し，救急受診された．最近，洞不全症候群と発作性心房細動に対し，他院でペースメーカ植込みおよび抗不整脈薬（ベプリジル）の処方を開始されている．血圧98/28 mmHg，脈拍数70回/分．来院時の12誘導心電図を図1Aに示す．また，入院後に意識消失をきたした時点での心電図モニタ波形を図1Bに示す．

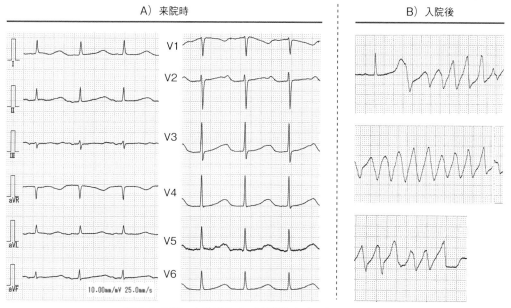

図1 ● 症例：来院時および意識消失時の心電図
A）来院時12誘導心電図，B）意識消失時の心電図モニタ波形.

▶ 来院時12誘導心電図の所見・診断は何が考えられるか？

QT間隔の延長を認めます.

ポイント①　QT間隔の測定には接線法が用いられる.

QT間隔測定における主要な問題点として「T波終末の決定困難」があげられます. 一般的には波高の大きいII誘導，V5誘導で測定されますが，それでもT波の高さ・形態によってはT波の終末点が曖昧になります.

接線法は，T波の下行脚で最急峻の接線を引き，基線と交わる点をもってT波終末とすることで，測定の普遍性を高めます（図2）.

（なお，同じ心拍においても，測定に用いる誘導によって50ミリ秒程度の差が生じえます）

ポイント②　QT間隔の正常値は心拍数により異なるため，補正QT間隔（QTc）を用いて評価する.

QT間隔の正常上限値は一般的に「男性：0.44秒，女性：0.46秒」とされていますが，これは心拍数が60回/分（RR間隔が1.0秒）である場合です.

QT間隔は ① 先行するRR間隔が長い（心拍数が低い）場合は延長し，② 先行するRR間隔が短い（心拍数が高い）場合は短縮する，という性質があります.

そのため，心拍数の高低（＝RR間隔の長短）に合わせて補正した「補正QT間隔（corrected QT interval：QTc)」を用いて評価します.

最も一般的に使用される補正法は「Bazettの式：$QTc = QT/\sqrt{RR}$」で，単位は秒$^{1/2}$になります.

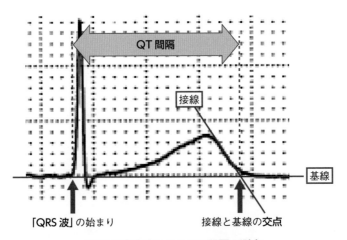

図2 ● 接線法によるQT間隔の測定

以下に, 実際の補正例を示します (図3, 理解を容易にするため, 簡略化した数値を使用).

① 心拍数60回/分の場合：RR間隔は1.0秒であり, 補正不要です.

② 心拍数80回/分の場合：測定上のQT間隔は0.42秒$^{1/2}$で正常範囲内に見えますが, RR間隔 (0.75秒) で補正すると QTc = 0.48秒$^{1/2}$ となり軽度延長と判断されます.

③ 心拍数44回/分の場合：測定上のQT間隔は0.49秒であり延長しているように見えますが, RR間隔 (1.37秒) で補正すると QTc = 0.42秒$^{1/2}$ で正常範囲内です.

（注：心拍数が極端に異常である場合, Bazettの式による補正は避けるべきとされています）

本例のQTcは0.63/√0.85 ≒ 0.68秒$^{1/2}$ となり, 高度なQT延長と判断されました.

▶ 意識消失発作時の心電図モニタ波形の所見・診断は何が考えられるか？

T波の下行脚に**心室期外収縮**が生じ (T波の上に**QRS波**が出現, すなわち「R on T」と称される), 以後は多形性心室頻拍 (torsades de pointes：TdP) に移行しています (図4).

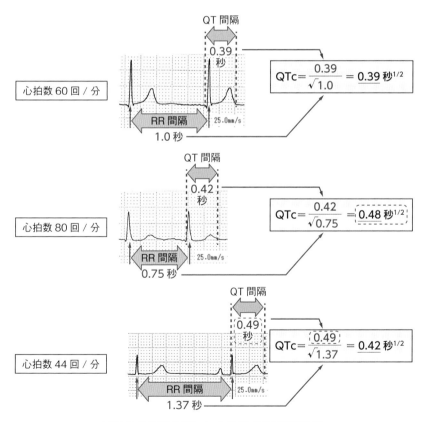

図3 ● 心拍数の違いによるQT間隔補正の例

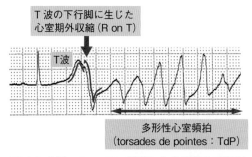

図4●症例：R on Tに続発した多形性心室頻拍

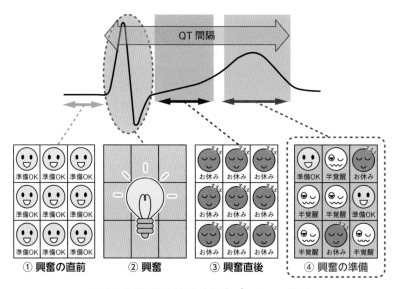

図5●心電図波形と心室興奮プロセスの関係

　QT延長と致死性不整脈の関係を理解するために，心電図波形に対応した心室興奮およびその回復のプロセスを示します（**図5**）.

① **興奮の直前**：心筋全体が興奮する準備を整えた状態になっています.

② **興奮**：刺激伝導系からの指令により，心筋全体が一斉に興奮しQRS波が出現します.

③ **興奮直後**：再び刺激を加えられても興奮できない「不応期」となります（なお，理論上は，この時相を選択的に延長させることができれば頻脈性不整脈を抑制できます）.

④ **興奮の準備**：T波の出現は，心筋が**次回の興奮のために準備をはじめた**ことを意味します.

　しかしながら，この時相では各心筋細胞における再興奮するための**準備の進捗状況が不揃い**であり，不応期の不均一性・興奮の伝導遅延などが複合し電気的に非常に不安定です．一部の心筋は電気的な静止状態を保てず，自発的な再興奮が生じやすくなります.

　この時相で心室期外収縮が成立（＝R on T）した場合，タイミングによっては心筋内の興奮

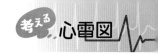

A）クラリスロマイシン内服中

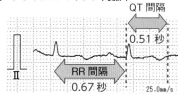

$$QTc = \frac{0.51}{\sqrt{0.87}} = \boxed{0.55\,秒^{1/2}}$$

B）内服中止後

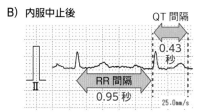

$$QTc = \frac{0.43}{\sqrt{0.95}} = \underline{0.44\,秒^{1/2}}$$

図6 ● 参考症例：クラリスロマイシン内服開始後にQT延長を指摘された症例
内服中のQT間隔は延長（QTc 0.55秒$^{1/2}$）を認め，内服中止後は改善（QTc 0.44秒$^{1/2}$）している.

伝播プロセスの乱れを原因として異常な渦巻き状の興奮旋回が生じ，致死性の心室頻拍～心室細動に陥ります.

「QT延長症候群（long QT syndrome：LQTS）」では，上記④の時相が延長することで**電気的な脆弱性**が生じています.

特に，QTcが0.5秒を超えて延長した場合は致死性不整脈のリスクが高く，早急な対応が必要です.

ポイント④　副作用としてQT延長をきたす薬剤が存在する.

QT延長作用をもつ薬剤は多岐にわたりますが，臨床的に頻度の高いものは把握しておく必要があります.

抗不整脈薬であるベプリジル（本症例の原因薬剤），ソタロール，ジソピラミド，プロカインアミド，シベンゾリン，ニフェカラント，フレカイニドなどはQT延長から重症不整脈発作に至るリスクが高く，使用中は厳重な監視を要します.

なお，同じく抗不整脈薬であるアミオダロンもQT延長作用をもちますが，単独でTdPを引き起こす頻度は低いとされています[1].

そのほか，使用頻度が高いものとして，抗菌薬であるエリスロマイシン，アジスロマイシン，クラリスロマイシン（図6），レボフロキサシン，抗真菌薬のイトラコナゾール，フルコナゾール，抗精神病薬のハロペリドールなどにも注意が必要です.

● 本症例のその他の所見

心房に対するペーシングが作動しており，P波（本症例では非常に小さく判別しにくい）の直前にペーシングスパイクを認めます（本症例ではV1誘導以外では視認しにくい）.PR間隔は0.22秒程度で，正常上限～やや延長しています（図7）.

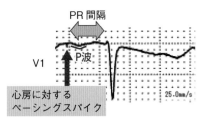

PR 間隔

V1

P波

心房に対する
ペーシングスパイク

25.0mm/s

図7 ● 症例：V1 誘導の拡大図

表 ● 二次性 LQTS の主な原因

- 薬剤性*（抗不整脈薬, 抗菌薬, 抗真菌薬, 抗アレルギー薬, 抗精神病薬, 高脂血症薬, 抗がん剤）
- 徐脈
- 房室ブロック, SSS
- 電解質異常
- 低K血症, 低Ca血症, 低Mg血症
- 心疾患
- 急性心筋梗塞, 心筋症, 心筋炎, たこつぼ心筋症
- 脳血管障害
- 脳出血, クモ膜下出血, 脳梗塞, その他の脳神経系疾患
- 内分泌代謝疾患
- 甲状腺機能低下症, 神経性食欲不振症, 女性ホルモン

＊：QT延長に関与する薬剤の情報はCredibleMedsのウェブサイト（https://www.crediblemeds.org/）を参照.
日本循環器学会／日本不整脈心電学会. 2022年改訂版 不整脈の診断とリスク評価に関するガイドライン. https://www.j-circ.
or.jp/cms/wp-content/uploads/2022/03/JCS2022_Takase.pdf（2023年7月閲覧）

▶ どのように検査を進めるか？

　　　虚血性心疾患・心不全・たこつぼ心筋症などの基礎心疾患はQT延長を伴いやすく，最優先で検索します．また心疾患に限らず，脳出血や電解質異常（特に低カリウム血症）の存在にも注意が必要です（表）．

　　　潜在的な遺伝的素因に上記の増悪因子が加わることで発症するとの報告が多く，家族歴も含めた評価が推奨されています．

診断 ① ベプリジル（抗不整脈薬）による薬剤性QT延長症候群
② 多形性心室頻拍（TdP）による失神発作

▶ 緊急に行うべき処置は何か？

　　　血行動態が破綻して心肺蘇生の必要がある場合は，直ちにプロトコールに沿った蘇生処置を開始します．

　　　TdPの再発予防処置として，以下のものが代表的です．

● 硫酸マグネシウムの静注

　　　QT延長に伴う心室期外収縮およびTdPに対する第一選択として確立されています．

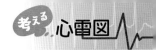

●ペーシングによる心拍数上昇

　本症例では恒久ペースメーカが植え込まれていましたが，通常は経静脈的に体外ペースメーカを挿入し，70〜100回/分程度でペーシングを行います．目的としては，下記があげられます．

① 心室期外収縮の直後には代償性休止，すなわち**RR間隔の延長**を伴うため，**次の心拍におけるQT延長が悪化**します〔補正QT間隔の項（p.1814）を参照〕．ペーシングにより**RR間隔の延長**を回避し，QT間隔のさらなる延長を防ぐことでR on Tのリスクを減らします．

② 強制的にQRS波の出現頻度を高めることで，心室期外収縮が出現する余地を減らします．

▶ おわりに

　薬剤性QT延長症候群の発症トリガーは「医原性」です．迅速な診断と的確な初期対応が大変重要であり，日常診療において常に意識しておくことが望ましいです．

◆ 引用文献

1）Vorperian VR, et al：Adverse effects of low dose amiodarone：a meta-analysis. J Am Coll Cardiol, 30：791-798, 1997（PMID：9283542）
2）日本循環器学会/日本不整脈心電学会：2022年改訂版 不整脈の診断とリスク評価に関するガイドライン.
https://www.j-circ.or.jp/cms/wp-content/uploads/2022/03/JCS2022_Takase.pdf

杉山洋樹
（Hiroki Sugiyama）
岡山済生会総合病院 内科
1999年鳥取大学卒業.
2015年より現職.

森田　宏
（Hiroshi Morita）
岡山大学学術研究院医歯薬学領域 先端循環器治療学
1992年岡山大学卒業，岡山大学病院，大阪市立総合医療センターで研修を行い，2004年から3年間，米国インディアナ大学クラナート心臓研究所に留学．2013年より現職.

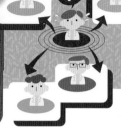

本コーナーでは，救急外来での他科コンサルトのタイミングや情報，
報告手段などの実践的なコツをやさしく解説していきます．

判断力を高める！
救急外来での他科コンサルト

新連載

第1回

めまい

編集／一二三 亨

堀江勝博

はじめに

　　この連載では，救急外来で研修医の皆さんが遭遇することの多い症例をとり上げ，他科コンサルトのタイミングや手段などをはじめとした実践的なコツを解説していきます．

よく経験するけど難しいめまい診療

　　めまいを主訴に受診する診療科は内科，脳神経外科，救急外来が60〜75％を占め[1]，救急外来でのめまいは研修医がよく経験する症候の1つです．しかし，めまいを診察するのが苦手な研修医は多いと思われます．実は私もその一人でした．その理由として，**めまいの原因となる疾患は一刻を争う脳血管病変から心因性を疑うような非特異的なものまで多岐にわたっているから**ではないでしょうか？ Newman ら[2] によると13年間でER受診した合計9,472例のめまいのうち，32.9％耳鼻咽喉系，21.1％心血管系，11.5％呼吸器系，11.2％神経系と報告しています（表1）．

表1 ● めまいの鑑別診断[3]

	原因	頻度
末梢性前庭神経症状	BPPV	16％
	前庭神経炎	9％
	Ménière病	5％
	その他（薬剤）	14％
中枢性前庭神経症状	脳血管疾患	6％
	脳腫瘍	1％以下
	その他（MS，片頭痛）	3％
精神疾患	精神疾患	11％
	過換気症候群	5％
非前庭神経症状 / 非精神疾患	前失神	6％
	平衡障害	5％
	その他	13％
不明	不明	13％

BPPV（benign paroxysmal positional vertigo：良性発作性頭位めまい症），
MS（multiple sclerosis：多発性硬化症）．

中枢性めまいを見逃さない！

症例1 60歳男性.

【既往歴】糖尿病，高血圧
【現病歴】来院当日，仕事中に回転性めまいが出現し，その後嘔吐を数回した．体動困難
となったため，救急要請となり，当院に救急搬送となった．

初期研修医のあなたはERではじめて，めまいの患者を診察することになった．

あなた「今日はどうされましたか？」
患　者「めまいがひどすぎて…．目も開けられない…おえぇぇぇ」
あなた「いつごろからですか？」
患　者「先生，めまいがひどいので…後でもよいですか？」

あなた「患者さんからの病歴聴取が全然できなかったのですけど，ERでのめまいの診
察ってまず何をすればよいですか？」
上級医「ERでは前失神と中枢性めまいを否定してから，3つの分類に分けるとよいと思
うよ〜」

▶前失神と中枢性めまいを疑わせる随伴症状などを確認してから3つに分類しよう

（図1）

1）前失神の否定

まず病歴聴取で，前失神がないかを確認します．「目の前が真っ暗になる」「しゃがみたくな
る」「頭から血の気が引く」といった症状を表現する患者がいれば，前失神を考えましょう．前
失神の原因は，心血管原性，起立性低血圧，神経調整性の大きく3つに分類され，鑑別方法が
変わります．

コンサルトする基準

●前失神と診断した場合

心電図や心エコーにより，心筋梗塞や大動脈弁狭窄症，肺塞栓症，大動脈解離などを確認し
ましょう．

2018年に改訂されたEuropean Society of Cardiology（ESC）ガイドライン[5]では，心原
性失神の高リスク因子，確認すべき危険な十二誘導心電図所見をあげています（表2，3）．い
ずれかに該当する場合，救急外来での経過観察もしくは入院を考慮し，コンサルトを行います．

なお，不整脈などは病態が消失し，来院時には検査所見で異常が出ない可能性があります．

●コンサルトのポイント

コンサルト先：循環器内科
重要事項：失神の状況，持続時間，前駆症状を救急隊や目撃者に必ず聴く

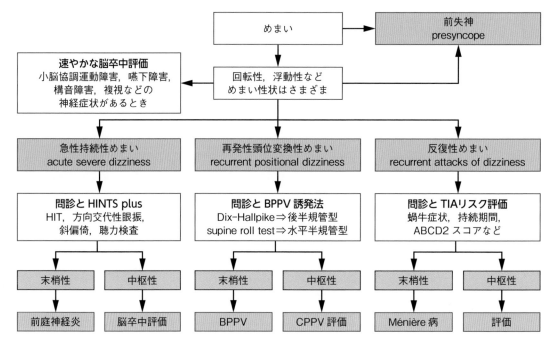

図1 ● めまいのフローチャート

文献4より引用.
HIT：head-impulse test，TIA（transient ischemic attack：一過性脳虚血発作），
CPPV（central paroxysmal positional vertigo：中枢性発作性頭位めまい症）.

伝えるべき情報：
- 発症時の状況で，胸痛，動悸，呼吸困難などの症状があったか
- 発症時，労作時や仰臥位での発症があったか
- 心疾患の既往歴や突発死の家族歴
- 心電図や心エコーの所見

タイミング：病歴から心原性を疑うとき

コンサルトの例：「30歳男性，来院当日に走っているときに突然の眼前暗黒感様のめまいがあり救急要請されました．前駆症状はありませんが，心電図にてV1でCOVED型のST上昇を認め，Brugada症候群を疑います」

2）頭痛・脳幹症状を有する中枢性めまいの除外

「急性発症」「前駆症状をくり返す」「頭頸部痛」「嚥下障害や構音障害，複視などの脳幹症状」「50歳以上」「血管リスクをもっている」「外傷歴がある」「HIT（head-impulse test）陰性」「神経学的所見の異常がある」などの場合は中枢性めまいを疑います[6]．速やかな脳卒中評価が求められるため，小脳協調運動障害，嚥下機能障害，構音障害，複視などの神経症状の確認を行います．

表2 ● 心原性失神の高リスク因子

発症時の状況
・新規発症の胸部不快感, 呼吸困難感, 腹痛, 頭痛
・労作時や仰臥位での失神
・突然発症の動悸直後の失神
・警告症状のない10秒以内の短い前失神*
・原因不明の若年死の家族歴*
・坐位での失神*

既往歴
・重症な器質的心疾患（心不全, 低左心機能など）
・冠動脈疾患（陳旧性心筋梗塞など）

身体所見
・原因不明の収縮期血圧＜90 mmHg
・直腸診で血便や黒色便が疑われる場合
・無症候性の持続性の徐脈（＜40回/分）
・未診断の収縮期雑音

＊心電図異常や心疾患の既往を伴う場合
文献5をもとに作成.

表3 ● 危険な心電図所見の分類

不整脈による失神と診断可能	不整脈による失神を示唆
・虚血性心疾患が疑われる心電図 ・Mobitz Ⅱ型または3度房室ブロック ・上室または心室頻拍 ・徐脈性心房細動（＜40回/分） ・陰性変力作用のある薬剤を使用せずに洞性徐脈 （＜40回/分），反復する洞房ブロックまたは 洞停止（＞3秒） ・心停止をきたすペースメーカー, 植込み型除細 動器（ICD）不全 ・Brugada症候群 ・QT延長（QTc＞460ミリ秒）	・Wolff-Parkinson-White（WPW）症候群 ・Mobitz Ⅰ型または1度房室ブロックでPR延長 （PR間隔＞0.3秒） ・QT短縮（QTc＜340ミリ秒） ・不整脈原性右室心筋症（ARVC） ・無症候性の徐脈または徐脈性心房細動 （40〜50回/分） ・心筋梗塞を示唆する心電図波形 （ST上昇, 異常Q波など） ・発作性上室頻拍, 心房細動

文献5をもとに作成.

3) 3つのめまいに分類しよう

① 急性重症めまい（acute severe dizziness）

　急性重症めまいとは, 症状がこれまでに経験のない急性発症の激しいめまいであり, 嘔気や嘔吐, 歩行障害を伴うものです. 仰臥位でもめまいが継続します. 最も一般的な原因は前庭神経炎ですが, 鑑別としては中枢性めまいを引き起こす小脳梗塞や小脳出血, 脳梗塞などがあげられます.

②再発性頭位変換性めまい（recurrent positional dizziness）

　再発性頭位変換性めまいとは, 頭位変換により引き起こされるめまいのことです. 代表的なものが良性発作性頭位めまい症（benign paroxysmal positional vertigo：BPPV）です. 鑑別としては中枢性発作性頭位めまい（central paroxysmal positional vertigo：CPPV）や起立性低血圧があげられます. CPPVは後頭蓋窩, 特に第Ⅳ脳室に問題があることが多く, 脳血管病変,

悪性腫瘍，多発性硬化症などが原因です.

③ 反復性めまい（recurrent attacks of dizziness）

反復性めまいはMénière病が多いですが，持続時間や随伴症状，血管リスクなどがMénière病にしては非典型的であれば一過性脳虚血（transient ischemic attack：TIA）を疑います.

➡症例1 続き①

あなたは対症療法をしながら，可能な範囲で病歴聴取を継続した.

あなた「どんなめまいですか？」
患　者「目を開けると景色が流れるような感じかな…．こんなのはじめてだよ．おえぇぇ」
あなた（前失神ではなさそうで，おそらく急性重症めまいだな）

あなた「頭痛やろれつ障害，麻痺やしびれなどの神経の症状はありますか？」
患　者「吐く以外の症状はないね…」
あなた（脳幹症状はなさそうだな）

あなた「急性重症めまいと診断したら次のステップはどうすればよいですか？」
上級医「そしたら次はHINTS plusだね」

▶ HINTS plusを行おう！

急性重症めまいと判断したら，HINTSという身体所見を見てみましょう．HINTSとは① Head Inpulse Test（HIT），② direction-changing Nystagums（方向交代性眼振），③ Test of Skew deviationの3つの身体所見を組合わせたものです．急性重症めまいのとき，HITが"末梢性パターン"で，方向交代性眼振やSkew deviationがなければ，感度100 %，特異度96 %でほぼ中枢性を否定できると報告されています[7].

しかし，稀ですが，前下小脳動脈（anterior inferior cerebellar artery：AICA）の閉塞による小脳梗塞の場合はHIT正常の感度が68 %と言われているため，HINTSに難聴の有無を加えた**HINTS plus**がHINTSよりも偽陰性が少ないとの報告[8]があります．研修医の皆さんがめまいを診るときには，ぜひHINTS plusを行ってみてください.

POINT 1

HINTS plusのやり方

a) HIT

前庭眼反射を評価する検査で，前庭機能低下の有無を診断するものである（図2）．検者の鼻を見るように指示しながら，すばやく頭部を20°ほど回転させる.
患者の目線が鼻から外れない場合　　　→正常または中枢性パターン
患者の目線がいったん鼻から外れた場合→末梢性パターン

b) direction-changing Nystagums（方向交代性眼振）

眼球運動を診察した際に，注視方向によって眼振の向きが異なる所見である．末梢性を疑

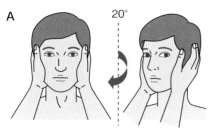

鼻先を見続けることが可能である

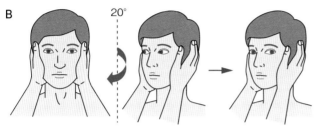

鼻先から目線が外れる代償性眼球運動が生じる

図2 ● HIT
A：陰性（正常もしくは中枢性）
B：陽性（末梢性）
文献9より引用.

末梢性を示唆	中枢性を示唆
一方向性眼振 ←　←　←	方向交代性眼振 ←　→　→
一方向注視時の注視方向眼振 ○　○　→	方向交代性眼振 ←　○　→
	垂直方向性眼振（とくに下向き） ↑↓　↑↓　↑↓

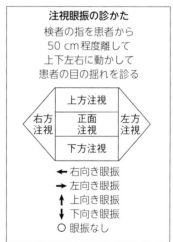

注視眼振の診かた
検者の指を患者から
50 cm程度離して
上下左右に動かして
患者の目の揺れを診る

	上方注視	
右方注視	正面注視	左方注視
	下方注視	

← 右向き眼振
→ 左向き眼振
↑ 上向き眼振
↓ 下向き眼振
○ 眼振なし

図3 ● 眼振の分類
文献9より引用.

う眼振と中枢性を疑う眼振を図3にまとめる.

c) Skew devision
一方の眼球が上方へ，もう一方の眼球は下方へ偏倚する所見である．下方に偏倚した側の脳幹障害を示唆する.

d) 難聴の有無
難聴がある場合は中枢性が疑われる.

➡ 症例 1 続き②

HINTS plus を行うと，HIT が陰性で注視方向性眼振
を認めたため，中枢性めまいが疑われた．頭部MRI
を撮像したところ小脳半球にDWIで高信号，ADC-
map で低信号を認めたため，右小脳梗塞と診断し，
神経内科にコンサルトとした（図4）.

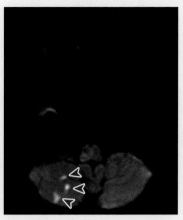

図4 ● 頭部単純MRI
右小脳半球にDWIで高
信号（➤）を認める.

コンサルト する 基準

● 脳梗塞と診断した場合

4.5時間以内であればtPAの適応，また6時間以内であれば血管内再開通療法が可能である
ため，必ず発症時間を確認し，コンサルトを行います．また，脳幹梗塞や小脳梗塞が疑われる
場合は椎骨動脈や脳底動脈の異常をMRIで確認しておくとよいでしょう．なお，6時間を超えた
場合でも神経兆候と画像診断を確認し，血管内再開通療法が検討されます．

● コンサルトのポイント

コンサルト先：神経内科や脳神経外科

重要事項：発症時間，CTやMRIの所見，心房細動の有無，tPAの禁忌項目，NIHSS

伝えるべき情報：発症時間，CT angio やMRIの所見（主幹動脈の閉塞があるか，DWI-FLAIR
mismatch があるかどうか）

タイミング：発症4.5時間以内であれば，CTやMRIの所見が出る前でも臨床的に疑われる場
　合には，電話で一報しておくとよい

コンサルトの例：「47歳の男性，心房細動が既往．3時間前からの右上下肢麻痺，構音障害を
　主訴に来院しました．MRIの結果，MRAで MCA の M1 の閉塞とDWIでMCA領域の広範
　な高信号，ADCmapで低信号を認めました．FLAIRでは信号変化なく超急性期脳梗塞でtPA
　適応と考えます」

POINT 2

めまいにおける頭部MRIのピットフォール

・頭部MRIは発症経過時間により感度が変わり，脳梗塞における検査全体でも17％の偽陰
　性率との報告がある[8]

・特に脳幹梗塞や小脳梗塞の10 mm未満の小梗塞例では来院時の初回MRI偽陰性率
　53.3％，大梗塞でも7.8％と報告されており[10]，初回MRIが陰性だったとしても，疑っ
　ていればくり返しMRIを行う必要がある

再発性頭位変換性めまいに強くなる！

症例2 92歳女性.
【既往歴】脳梗塞
【内服歴】バイアスピリン
【現病歴】来院当日，洗濯物を干しているときにめまい，嘔吐をしたため，同居の家族により救急要請され当院に搬送となった.

あなたはERでの仕事に慣れてきており，まずめまいの分類をすることにした.

あなた「どのようなめまいですか？」
患　者「横になっていると大丈夫なんだけどね～. 起き上がるとふわっとするめまいがずっとして，ふらふらするのよね～」
あなた（再発性頭位変換性めまいだな. 頭位変換のめまいの患者を診察するのははじめてだ. たしか，BPPVっていう病気があったはず）

あなた「再発性頭位変換性めまいを鑑別した後の次のステップを教えてください！」

▶再発性頭位変換性めまいの鑑別

再発性頭位変換性めまいと判断したら，病歴聴取・眼振を含めた身体所見，誘発試験を行い，BPPVやCPPVかの判断をします. 消化管出血などによる起立性低血圧は，起立時に前失神性のめまいを起こすため，忘れないようにしましょう.

BPPVは典型的には頭位変換後に潜時をもって，回転性めまいが数秒～数分持続する症状です. 9割が後半規管型，1割が水平半規管型です. これらは，誘発法を行うことにより鑑別ができます. 後半規管型の誘発法をDix-Hallpike法，水平半規管型の誘発法をSupine Roll法といいます（図5）. これらの所見を認めた場合，Epley法などの頭位変換により耳石を卵形嚢内に

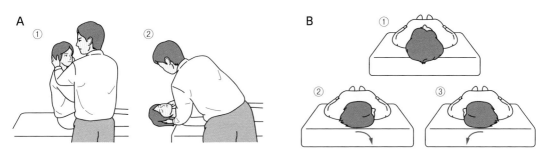

図5 ● 誘発法
A）Dix-Hallpike法：① 坐位の状態で頭部を45°回旋する，② その後1～2秒で一気に倒す.
B）Supine roll法：①～③ 仰臥位で左右に顔を向け，眼振をみる.
文献9より引用.

表4 ● CPPVを疑わせる所見

BPPVにはみられない所見がある
・頭痛
・複視
・脳神経／小脳障害
非典型的な眼振がみられる
・垂直方向性眼振
・瞬時にはじめる眼振，90秒以上持続する眼振，強弱がない眼振
・軽度のめまいか，めまいがないにもかかわらず，眼振がめだつ
治療的手技に反応性が乏しい
・体位変換ごとに嘔吐をする
・Epley法などで改善しない
・頻発に再発する症状

戻す「耳石置換法」を用い，診断的治療を行いましょう．CPPVは，BPPVと違う症状や非典型的な眼振などがあれば疑います．CPPVを疑う所見を表4に示します．

起立性低血圧を疑った場合は，救立位試験（active standing test）を行ってみましょう．臥位と3分間立位後の血圧を比較し，収縮期血圧が20 mmHg以上低下，または拡張期血圧が10 mmHg低下，収縮期血圧90 mmHg以下のいずれかで陽性とします．立位困難な場合は簡易的に坐位で実施してもよいでしょう．

➡症例2 続き

さらに病歴を聴取すると，頭を上げるとめまいは持続するとのことであった．BPPVにしては典型的ではなく，また眼振も垂直眼振を認めたため，CPPVと判断した．頭部単純CTを撮像し，小脳虫部に脳出血を認めた（図6）．ニカルジピンにて降圧を開始し，脳神経外科にコンサルトし，保存加療の方針で，入院となった．

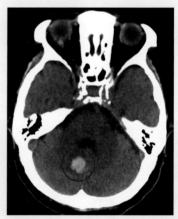

図6 ● 頭部単純CT
右小脳虫部に約2 cmの高吸収像（〇）を認める．

POINT 3

中枢性めまいに頭部CTは有用か？

・Tarnutzerらは，救急搬送されためまいを訴える患者500人に頭部CTを撮影したとき異常が見つかったのは1人であると報告しており[11]，またChalelaらは脳梗塞全般における頭部CTの感度は16％と報告している[12]
・つまり，めまいに対する頭部単純CTは中枢性めまいを否定するものではない
・めまいの診断に頭部CTは有用ではないと報告している文献もある[13]

・しかし忘れたころに症例2のような脳出血を経験するため，症例に応じて頭部単純CTの撮像を検討する必要がある

コンサルトする基準

●脳出血と診断した場合：コンサルトのポイント

コンサルト先：脳神経外科

重要事項：① 超緊急か否か，② 手術療法か保存療法か

伝えるべき情報：① 脳出血の位置，② 出血量，③ 脳ヘルニア徴候．特に③ 脳ヘルニア徴候がある場合は緊急性がとても高いので重要な情報である

また既往や内服薬に出血を助長する疾患や内服薬があれば，それも重要となる．拮抗できるような内服薬〔ワルファリン，ダビガトラン（プラザキサ®），アピキサバン（エリキュース®），リバーロキサバン（イグザレルト®），エドキサバン（リクシアナ®）など〕があればしっかり伝えて，拮抗薬を投与するかあらかじめ確認する

コンサルトの例：「バイアスピリン内服中の92歳女性の急性発症の再発性頭位変換性めまいで当院に搬送された患者です．頭部単純CTにて右小脳虫部に約1cm程度の脳出血を認めました．水頭症などは認めず，脳ヘルニア徴候は認めておりません．現在ニカルジピンによる降圧を行っております」

Take home message

- ERでは前失神と中枢性めまいを確認し，該当する場合はすぐにコンサルトを行う
- 前失神と中枢性めまいを除外したら3つのめまいのに分類し，鑑別を行っていく
- 診断をするには頭部単純CTやMRIを行うことだが，発症早期では画像所見として現れないことがあるので，注意する

◆ 文 献

1）飯田政弘：めまいの原因疾患と治療．臨床検査，56：583-589, 2012
2）Newman-Toker DE, et al：Spectrum of dizziness visits to US emergency departments：cross-sectional analysis from a nationally representative sample. Mayo Clin Proc, 83：765-775, 2008（PMID：18613993）
3）Kroenke K, et al：How common are various causes of dizziness? A critical review. South Med J, 93：160-7；quiz 168, 2000（PMID：10701780）
4）堀江勝博：救急医療におけるめまい診断・初期対応．救急医学，46：591-598, 2022
5）Brignole M, et al：2018 ESC Guidelines for the diagnosis and management of syncope. Eur Heart J, 39：1883-1948, 2018（PMID：29562304）
6）Tarnutzer AA, et al：Does my dizzy patient have a stroke? A systematic review of bedside diagnosis in acute vestibular syndrome. CMAJ, 183：E571-E592, 2011（PMID：21576300）
7）Kattah JC, et al：HINTS to diagnose stroke in the acute vestibular syndrome：three-step bedside oculomotor examination more sensitive than early MRI diffusion-weighted imaging. Stroke, 40：3504-3510, 2009（PMID：19762709）

8）Chalela JA, et al：Magnetic resonance imaging and computed tomography in emergency assessment of patients with suspected acute stroke：a prospective comparison. Lancet, 369：293-298, 2007（PMID：17258669）

9）堀江勝博, 清水真人：めまいの診かた. 内科, 122：1181-1187, 2018

10）Saber Tehrani AS, et al：Small strokes causing severe vertigo：frequency of false-negative MRIs and nonlacunar mechanisms. Neurology, 83：169-173, 2014（PMID：24920847）

11）Tarnutzer AA, et al：Does my dizzy patient have a stroke? A systematic review of bedside diagnosis in acute vestibular syndrome. CMAJ, 183：E571-E592, 2011（PMID：21576300）

12）Chalela JA, et al：Magnetic resonance imaging and computed tomography in emergency assessment of patients with suspected acute stroke：a prospective comparison. Lancet, 369：293-298, 2007（PMID：17258669）

13）Alawneh KZ, et al：The utility of brain CT scan modality in the management of dizziness at the emergency department：A retrospective single-center study. Ann Med Surg（Lond）, 64：102220, 2021（PMID：33796287）

◆ 参考文献

1）Kerber KA：Vertigo and dizziness in the emergency department. Emerg Med Clin North Am, 27：39-50, viii, 2009（PMID：19218018）
↑今回説明しためまいを3つに分類する方法.

2）Edlow JA：The timing-and-triggers approach to the patient with acute dizziness. Emerg Med Pract, 21：1-24, 2019（PMID：31765116）
↑The timing-and-triggers approach という方法でめまいを鑑別する方法です.

堀江　勝博　Katsuhiro Horie
聖路加国際病院 救急科・救命救急センター 医員
専門：ER, 集中治療
当院は都内の救命救急センターで, 1次〜3次の救急車・外来患者をすべて救急科で診療しています. 救急搬送数が約1万台で, 幅広い疾患や症候が経験できます. 東京で, 「北米型ERで働きたい！」「重症患者を見たい！」「集中治療も学びたい！」などなど, 興味がありましたらぜひ病院見学に来てください！

一二三　享　Toru Hifumi
聖路加国際病院 救急科・救命救急センター 医長

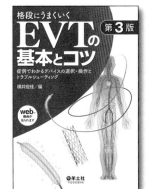
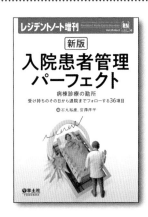
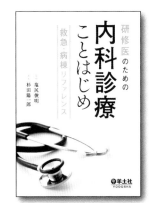

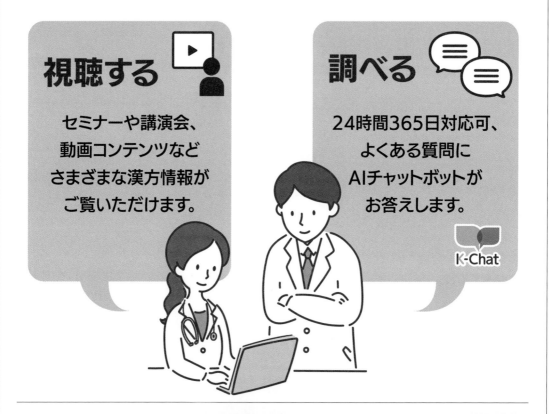

Practice-Changing Evidence
いつもの診療をアップデート

本連載では，臨床現場ではまだ十分に実施されていないものの，今後の常識となりうる「診療を変えるエビデンス（Practice-Changing Evidence）」を紹介します．今の診療を見直して，より良い病棟診療を目指しましょう．

第12回

病棟での酸素療法

鈴木智晴

浦添総合病院 病院総合内科／質の高い病棟診療ワーキンググループ（日本病院総合診療医学会）

Point

- 過剰な酸素投与は急性期入院患者の予後を悪化させる可能性がある
- 心筋梗塞を疑う場合でも，酸素飽和度（SpO2）が正常の場合，酸素投与によるメリットはない

はじめに

　　酸素療法は病棟で頻用される治療ですが，適切に使われているかどうかが問題になります．2010年に発表された医療従事者へのアンケート研究では，急性心筋梗塞の患者に酸素を投与するかどうか質問したところ98.3 %が「常に投与する」と答えていました[1]．また医師の指示がなくても開始されてしまうという報告もあり[2]，酸素療法についての敷居の低さを反映しているといえます．しかし，不用意な酸素療法にはリスクがあります．例えば慢性閉塞性肺疾患（chronic obstructive pulmonary disease：COPD）では酸素投与量が過剰になるとCO_2ナルコーシスとなる可能性があり，酸素療法の気安さに反して有害事象が起こったときのインパクトが大きいです．また不適切な酸素の使用量を削減することは経済的に重要ですし[3]，製造コストの大半を電力が占めるという医療用酸素の無駄な使用を控えることはsustainabilityの観点でも重要です．今回は酸素療法についてのエビデンスをご紹介します．

症例

　　78歳男性．高血圧と高血圧性心筋症による心不全の既往あり．数日の経過で増悪した呼吸困難感で救急要請した．4日前から鼻汁と咽頭痛が出現し，その後発熱および咳嗽と白色の喀痰あり．1日前から夜間発作性呼吸困難あり．胸痛や背部痛はなかった．喫煙歴40 pack-year．
　　体温38.8℃，血圧148/90 mmHg，脈拍数110回/分・整，呼吸数20回/分，SpO2 93 %（室内気）．るい痩あり．眼球結膜の蒼白なし．胸鎖乳突筋の肥厚あり．前斜角筋を触知する．肺音清，右上肺野および両下肺野で汎吸気時のcracklesを聴取する．Hoover徴候陽性．
　　採血検査：白血球9,200 / μL，Hb 14.5 g/dL，血小板45万 / μL，アルブミン3.8 g/dL．
　　動脈血液ガス分析：pH 7.38，PaCO2 32 Torr，PaO2 62 Torr，HCO3⁻ 21.4 mEq/L，ア

ニオンギャップ8 mEq/L.

　胸部CT：両肺野に区域性のすりガラス陰影あり．両側の気管支の肥厚あり．

　ウイルス性気管支炎に伴う心不全の急性増悪と診断された．高感度トロポニンIは正常範囲だったものの，入院時の心電図でⅡ，Ⅲ，aVFに陰性T波があり虚血性心疾患の併存も疑われた．

研修医：虚血性心疾患の可能性があって，SpO2は93％だったので酸素をはじめておきました．

指導医：喫煙歴やフィジカルではCOPDもありそうですよね．「低酸素は心臓に悪い」という考えを見直すエビデンスも出ています．文献を読み解きつつ，この患者さんへの酸素投与の必要性について一緒に考えてみましょう．

論文1　過剰な酸素投与は急性期入院患者の予後を悪化させる

Chu DK, et al：Mortality and morbidity in acutely ill adults treated with liberal versus conservative oxygen therapy (IOTA)：a systematic review and meta-analysis. Lancet, 391：1693-1705, 2018（PMID：29726345）

● 背景：急性期患者への酸素療法では信頼性の高いSRMAはなかった

　これまで急性期患者への酸素療法の是非を検討する目的で観察研究を利用したシステマティックレビュー＆メタアナリシス（SRMA）は行われていたものの，ランダム化比較試験（RCT）を対象としたSRMAはありませんでした．観察研究が対象だとバイアスのリスクが高く，メタアナリシスの結果の信頼性も低いことが問題でした．そこで計画されたのがRCTを対象としたSRMAである，Improving Oxygen Therapy in Acute-illness（IOTA）研究です[4]．

● 方法：RCTを対象にしたシステマティックレビュー＆メタアナリシス

　18歳以上の急性期緊急入院患者（酸素投与の可能性あり）を対象としたRCTを複数の文献データベースから抽出し，解析の対象にしました．妊婦，慢性呼吸器疾患や精神疾患へ罹患している患者，体外式膜型人工肺（extracorporeal membrane oxygenation：ECMO）導入中の患者，予定手術の患者を扱った研究は除外されました．酸素化の目標を高くした群と低くした群を比べた研究が対象になり，主なアウトカムとして入院死亡，30日死亡，院内感染などが設定されました．

● 結果：酸素化目標を高くしようとすると，入院死亡，30日死亡，最長フォローアップ期間中の死亡リスクが増加した！

　患者の年齢の中央値は64歳〔四分位範囲（interquartile range：IQR）59〜68歳〕，64％が男性でした．高い酸素化目標を保つために設定された，介入群の吸入気酸素分画（FiO2）の中央値は0.52で，対照群では0.21でした．また，酸素が投与された時間の中央値は8時間でした（IQR 4〜24時間）．酸素化目標を高くすると，入院死亡はリスク比（risk ratio：RR）で1.21倍（95％CI，1.03〜1.43），30日死亡のRRは1.14倍（95％CI，1.01〜1.28）で，SpO2が

1％上昇するごとに死亡のRRは25％ずつ上昇していました．ただし，緊急手術を要した患者では酸素化目標が高いほうが院内感染の頻度は低いという結果でした．なお，30日以内の死亡におけるNumber needed to harm（NNH）は71（95％CI，37〜1,000）でした．これはつまり，酸素投与が行われた71人に1人，酸素投与による30日以内の死亡がみられるということになります．また入院死亡ではNNH 90（95％CI，45〜500）でした．

● 考察と臨床への応用：
急性期入院患者でSpO2＞90％であれば酸素投与は行わない

本研究では過剰な酸素投与により，死亡率が上昇することが示されました．NNHは100近い数字ではありますが，酸素投与自体が日常的な診療行為だと考えると，安易な酸素投与を避ける意義は大きいといえます．

研究間の異質性が0％であり個々の研究の信頼性が高い点と，内科・外科患者を含めた急性期患者が対象であり適応範囲が広い点が，この研究の強みだと思います．対照群のベースラインのSpO2の範囲は93.4％〜98.0％だったことから，SpO2が94％あれば酸素投与の必要はないといえるでしょう．一方で酸素化目標を高めた群にはSpO2＞96％が含まれており，SpO2の上限は96％にしておくのがよさそうです．まとめると，**急性期入院患者の酸素飽和度は，90％＜SpO2＜94〜96％で管理する**のが妥当だと思われます．

論文2 心筋梗塞を疑う患者でも，SpO2が90％以上であれば酸素投与の必要はない

Hofmann R, et al：Oxygen Therapy in Suspected Acute Myocardial Infarction. N Engl J Med, 377：1240-1249, 2017（PMID：28844200）

● 背景：SpO2が正常な状態での酸素療法が心筋梗塞による死亡を減らすかどうかはわかっていなかった

論文1ではさまざまな疾患の患者において，酸素飽和度の低下がなければ酸素投与を行わないほうがよいという結果でした．SRMAなどで研究が統合されるほど一般化可能性は高まるのですが，エビデンスを目の前の患者さんに適応できるのかどうかについて吟味するなら，患者の特性がわかる一次資料も参考にするのがよいと思います．そこで，論文1に組み込まれたThe DETermination of the role of Oxygen in suspected Acute Myocardial Infarction（DETO2X-AMI）試験[5]をとりあげます．DETO2X-AMI試験の先行研究である，オーストラリアで行われたRCT，The Air Versus Oxygen in Myocardial Infarction（AVOID）試験[6]では，SpO2が94％以上のST上昇型心筋梗塞の患者に対し，8 L/分の酸素投与を行った群は室内気で管理した群に比べて梗塞範囲が広くなったとされました．このAVOID研究を含めた過去の研究では死亡などのアウトカムを検出するには症例数が少なかったということで，DETO2X-AMI研究が計画されました．

● 方法：多施設非盲検ランダム化非劣性試験

　　本研究はスウェーデンで実施された多施設非盲検ランダム化非劣性試験です．30歳以上の，急性心筋梗塞を疑う$SpO_2 \geqq 90$％の患者を組み入れました．なお，心筋梗塞疑いの定義は「6時間未満の胸痛or呼吸困難感，心電図での虚血性変化，入院時のトロポニン上昇」のいずれかに該当する場合としていました．酸素療法中の患者や，心肺停止状態の患者は除外されました．

　　患者は救急搬送時，あるいは救急外来受診時に6 L/分で酸素投与を開始した群（介入群）と室内気で酸素投与を行わなかった群（対照群）にランダム割付されました．主要アウトカムは1年以内の全死亡，副次アウトカムは30日死亡，心筋梗塞による再入院，心不全による再入院，心血管疾患関連死およびランダム割付から30日，1年時点での上記各項目を合わせた複合アウトカムです．

● 結果：SpO₂が90％以上あれば，心筋梗塞疑いの患者に対する酸素投与のメリットはない

　　6,629名の患者で心筋梗塞が疑われ，うち76％が退院時に心筋梗塞だったと判明しました．両群で心筋梗塞，狭心症と診断された割合には差がありませんでした（介入75.1％，対照76.1％）．うち316名（4.8％）はプロトコルに従わない形式で酸素が投与されたために除外されました．

　　心筋梗塞が疑われた患者で，介入群の5.0％，対照群の5.1％が1年以内に死亡しましたが統計学的な有意差はありませんでした．そのほかのアウトカムにも有意差はありませんでした．

● 考察と臨床への応用：心筋梗塞を疑う患者であっても，SpO₂が90％以上あれば酸素投与は不要である

　　心筋梗塞を疑う患者では酸素投与による明らかな害はなかったものの，アウトカムを改善させることもありませんでした．患者の34％は心筋梗塞ではなかったことを考えると，**論文1**の結果も併せ$SpO_2 \geqq 90$％では酸素投与を行わないということでよさそうです．

症例のその後

　　酸素投与を終了してもSpO_2は93％のまま維持できたため，気管支炎とCOPD急性増悪の治療を行い退院した．心電図をフォローしたが，所見に変化はなく，後に行った冠動脈造影検査では治療介入が必要な冠動脈病変は見つからなかった．1年後のフォローアップの外来でも特筆すべき所見はなく，その後もお元気に通院なさっている．

研修医：酸素は体にいいとは限らないんですね…．
指導医：過ぎたるは及ばざるがごとし，医療資源を適切に使って，アウトカムを最大にする，質が高く安全な医療を提供していきたいですね．

> **コラム** DETO2X-AMI 試験から派生した種々の研究について
>
> DETO2X-AMI試験のもとになったデータベースからは複数の派生研究が報告されています．いずれも虚血性心疾患疑いの30歳以上の患者を対象にしていますが，例えば酸素飽和度が正常な患者に酸素投与を行っても健康関連QOLが改善しなかったとか[7]，ベースラインの酸素飽和度が低かった患者（SpO_2 90〜94％）でも酸素投与によるメリットはなかった，という報告がされています．ただし，ベースラインの酸素飽和度が低かった患者では，SpO_2が95〜98％の患者に比べて死亡・心筋梗塞の再発，心不全での再入院の複合アウトカムが悪かったという結果もありました[8]．複合アウトカムの内訳をみると，SpO_2 90％，91％の酸素投与を行わなかった群では1年以内の死亡が100％（！）でしたので[8]，もしかするとこのグループでは差があったのではないかと思われましたが，イベント発生率が低くβエラー（差があったのになかったという結論になるということ）が起こったのかもしれません．これをふまえると，ベースラインのSpO_2が92〜96％では酸素投与は必要ないですが，SpO_2 90，91％では酸素投与を考慮してもよいのかもしれません．複合アウトカムについては，その内訳をみるようにすることが非常に重要だと思います．

おわりに

● 連載開始から1年が過ぎました．これまでご紹介したエビデンスが，皆様の病棟診療にお役立ていただけていましたら，これ以上嬉しいことはありません． 〈鈴木智晴〉

● 本連載では，今後臨床現場で常識になるであろうエビデンス（Practice-Changing Evidence）とそのもととなる原著論文をとりあげました．今後もさまざまなPractice-Changing Evidenceが登場し，診療のあり方を変革し続けていくでしょう．その変化の時代のなかで一次論文を解釈できるEBMスキルは重要性を増してくるはずです．ベストプラクティスをめざしてともに学び続けましょう． 〈長崎一哉〉

◆ **文献**（読ん得度：読んで得するかどうかについてを著者が一定の吟味と偏見で決めた指標）

1) Burls A, et al：Oxygen use in acute myocardial infarction：an online survey of health professionals' practice and beliefs. Emerg Med J, 27：283-286, 2010（PMID：20385680）
↑酸素投与は心筋梗塞によいという信念が，医師だけではなく看護師，救急隊員にも広くみられるという疫学調査です．読ん得度：★★☆☆☆

2) Small D, et al：Uses and misuses of oxygen in hospitalized patients. Am J Med, 92：591-595, 1992（PMID：1605139）
↑酸素投与は医師の指示がなくても開始されることがあるという文献．読ん得度：★★☆☆☆

3) Hofmann R, et al：Avoiding Routine Oxygen Therapy in Patients With Myocardial Infarction Saves Significant Expenditure for the Health Care System-Insights From the Randomized DETO2X-AMI Trial. Front Public Health, 9：711222, 2021（PMID：35096723）
↑論文2に関連する論文です．ルーチンの酸素投与を避けると医療費が低下するという研究です．読ん得度：★★★★★

4) Chu DK, et al：Mortality and morbidity in acutely ill adults treated with liberal versus conservative oxygen therapy（IOTA）：a systematic review and meta-analysis. Lancet, 391：1693-1705, 2018（PMID：29726345）
↑論文1です．読ん得度：★★★★★

5）Hofmann R, et al：Oxygen Therapy in Suspected Acute Myocardial Infarction. N Engl J Med, 377：1240-1249, 2017（PMID：28844200）
　　↑論文2です．読ん得度：★★★★★

6）Stub D, et al：Air Versus Oxygen in ST-Segment-Elevation Myocardial Infarction. Circulation, 131：2143-2150, 2015（PMID：26002889）
　　↑心筋梗塞で過剰な酸素投与を行うと心筋梗塞の範囲が拡大するという衝撃的な結果でした．
　　読ん得度：★★★☆☆

7）Hofmann R, et al：Routine Oxygen Therapy Does Not Improve Health-Related Quality of Life in Patients With Acute Myocardial Infarction-Insights From the Randomized DETO2X-AMI Trial. Front Cardiovasc Med, 8：638829, 2021（PMID：33791349）
　　↑論文2に関連する，コラムで採用した文献です．酸素投与を行っても，患者さんの健康関連QOLは改善しなかったという報告です．
　　読ん得度：★★★★★

8）James SK, et al：Effect of Oxygen Therapy on Cardiovascular Outcomes in Relation to Baseline Oxygen Saturation. JACC Cardiovasc Interv, 13：502-513, 2020（PMID：31838113）
　　↑論文2に関連する，コラムで採用した文献です．ベースラインの酸素飽和度が低いと心筋梗塞疑いの患者さんのアウトカムが悪いということがわかりましたが，酸素を投与してもアウトカムを改善する可能性は低かったという報告です（ただしSpO2 90％，91％では酸素投与をしたほうがよい可能性もあります）．
　　読ん得度：★★★★★

鈴木智晴
Tomoharu Suzuki
浦添総合病院 病院総合内科
質の高い病棟診療ワーキンググループ（日本病院総合診療医学会）
国際標準を知ったうえで治療を個別化し，多疾患併存の患者を上手に診ることができるのが病院総合診療医（ホスピタリスト）の専門性のひとつだと思います．本連載で「質の高い病棟診療」に興味を持っていただければ，これほど嬉しいことはありません．質の高い病棟診療ワーキンググループ公式note「ホスピタリストって知ってます？」もよろしくお願いします．（二次元コード：https://note.com/hospitalistwg/）

長崎一哉
Kazuya Nagasaki
筑波大学水戸地域医療教育センター（講師）
水戸協同病院総合診療科
質の高い病棟診療ワーキンググループ（日本病院総合診療医学会）
大学院を卒業し，筑波大学の教員となりました．総合診療・総合内科領域での研究が盛り上がってきておりますので，私も貢献できるように頑張りたいです．興味のある研修医の先生，ぜひ一緒に研究しましょう．

紹介した論文のまとめ

		①Chu DK, et al：Mortality and morbidity in acutely ill adults treated with liberal versus conservative oxygen therapy (IOTA)：a systematic review and meta-analysis. Lancet, 391：1693-1705, 2018（PMID：29726345）	②Hofmann R, et al：Oxygen Therapy in Suspected Acute Myocardial Infarction. N Engl J Med, 377：1240-1249, 2017（PMID：28844200）
クリニカルクエスチョンとその回答		重要度：★★★★★ ・酸素投与を制限しないことは急性疾患による入院患者の死亡率を低下させるのか？ 　→No. 急性期入院患者では酸素飽和度が低下していない限りは，過剰な酸素投与を行うことにより死亡率が増加する.	重要度：★★★★★ ・心筋梗塞を疑う患者では酸素投与により1年以内の死亡や心筋梗塞，心不全を減らす効果はあるのか？ 　→No. 心筋梗塞を疑う患者でSpO$_2$が90％を下回っていない限りは，酸素投与を行っても死亡率や心筋梗塞・心不全およびこれらの複合アウトカムの発生率は低下しなかった.
研究デザインと方法	研究の方法論と対象	方法論 ・RCTを対象にしたシステマティックレビュー＆メタアナリシス 対象 ・18歳以上の急性期緊急入院患者（酸素投与の可能性あり）を対象としたRCTを下記データベースから抽出した. Cochrane Central Register of Controlled Trials，MEDLINE，Embase，HealthSTAR，LILACS，PapersFirst，and the WHO International Clinical Trials Registry 除外基準 ・妊婦，慢性呼吸器疾患，精神疾患，ECMO導入中，予定手術	方法論 ・多施設非盲検ランダム化非劣性試験 対象 ・30歳以上の急性心筋梗塞を疑う患者※ ・SpO$_2$≧90％を組み入れた ※下記のいずれかに該当する場合に心筋梗塞疑いとした： 6時間未満の胸痛or呼吸困難感，心電図での虚血性変化，入院時のトロポニン上昇 除外基準 ・酸素療法中の患者 ・心肺停止
	介入（曝露）と対照，アウトカム	介入（曝露）と対照 ・酸素化の目標を高くした群vs低くした群を比較 アウトカム 入院死亡，30日死亡，最長フォローアップ期間中の死亡，修正Rankinスケール，内科患者の院内感染，緊急手術患者の院内感染，院内肺炎，入院日数	介入（曝露）と対照 ・介入：酸素6 L/分をオープンフェイスマスクで投与 　投与の期間は6～12時間 ・対照：室内気 アウトカム ・主要アウトカム：1年以内の全死亡 ・副次アウトカム：30日死亡，心筋梗塞による再入院，心不全による再入院，心血管疾患関連死，および以上の複合アウトカム（30日，1年時点）
結果と結論		参加者 1,784報の論文が検索で組み入れ候補となり，うち25報が解析の対象となった. 16,037名の患者が含まれた（中央値137名（IQR 50～301名））：集中治療を受けた，外傷，敗血症，脳卒中，心筋梗塞，心肺停止の患者および緊急手術を受けた患者 ・年齢の中央値は64歳（IQR 59～68歳），64％が男性（54～73％） ・介入群のFiO$_2$の中央値は0.52（IQR 0.39～0.85） ・対照群のFiO$_2$の中央値は0.21（IQR 0.21～0.25） ・酸素投与の時間の中央値は8時間（IQR 4～24時間） ・はじめに低酸素血症があった患者を除外していたのは12報 ・すべての研究でP/F比100未満の患者は除外されていた ・フォローアップ期間の中央値：3カ月（IQR 2～6カ月） 代表的な結果 ・入院死亡：RR 1.21（95％CI，1.03-1.43） ・30日死亡：RR 1.14（95％CI，1.01-1.28） ・最長フォローアップ期間中の死亡：RR 1.10（95％CI，1.00-1.20） ・SpO$_2$が1％上昇すると死亡のRRは25％ずつ上昇した ・入院日数には影響なし，緊急手術患者では酸素管理目標が高いほうが院内感染の頻度は低かった. 結論 酸素化目標を高くしようとすると，入院死亡，30日死亡，最長フォローアップ期間中の死亡リスクが増加した.	参加者 ・6,629名の患者で心筋梗塞が疑われ，うち76％が退院時に心筋梗塞だったと判明した. 94％で胸痛，2.1％で呼吸困難がみられた. ・316名（4.8％）がプロトコル外で酸素が投与されたために除外された. 代表的な結果 ・介入群の5.0％，対照群の5.1％が1年以内に死亡した ・その他アウトカムでも有意差はなし 結論 ・SpO$_2$が90％以上であれば酸素投与を行うことによる臨床的なメリットはなかった.
実臨床への応用		臨床応用のしやすさ：★★★★★ ・研究間の異質性が0％であり信頼性が高く，内科・外科患者を含めた急性期患者が対象であり，適応範囲も広い. ・対照群のベースラインのSpO$_2$は93.4～98.0％の範囲であり，94％あれば酸素投与の必要はないと思われる. ・なお，酸素化目標を高めた群にはSpO$_2$＞96％が含まれており，SpO$_2$の上限は96％にしておくのがよさそうである. 今日からできること ・急性期入院患者の酸素化の程度はSpO$_2$94～96％あればよく，管理目標を医師や看護師，理学療法士等の同僚と情報共有しておく. ・継続指示にSpO$_2$の管理目標を明記し，酸素化の低下がない場合の酸素投与は避けるようにチームで取り組む.	臨床応用のしやすさ：★★★★☆ ・RCTであり交絡が無視できる ・除外基準が少ないためRCTながら外的妥当性も高い ・しかしイベント発生率が低かったことを考えると，βエラー（差があったのになかったとしてしまう）の可能性は残る. 今日からできること ・心筋梗塞を疑う患者であっても，SpO$_2$は90％以上あれば酸素投与は必須ではない. むしろ論文1の結果を踏まえると酸素投与を行わないメリットが大きいことを多職種間で共有しておく.

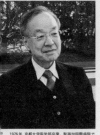
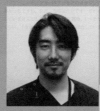
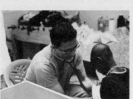
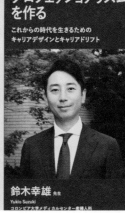
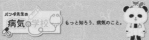

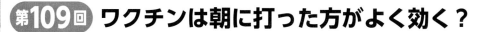

こんなにも面白い医学の世界

へぇそうなんだー

からだのトリビア教えます

中尾篤典
（岡山大学医学部 救命救急・災害医学）

第109回 ワクチンは朝に打った方がよく効く？

　Chronobiology（時間生物学），つまり生物の体内時計を研究する学問が最近発展しています．地球の上に住んでいれば，女性の月経などのように太陽や月の周期の影響を受けることは不思議ではなく，なかでも24時間周期のものはサーカディアンリズム（概日リズム）といいます．私たちには，*period*（*per*），*Clock*（*Clk*），*cryptochrome*（*cry*）などの時計遺伝子（clock gene）という遺伝子があり，これらによって概日リズムが決められるといわれています．これらの遺伝子に変異が起きると，行動や生理現象のリズムが正常よりも短くなったり長くなったり，またはリズムがなくなったりして，睡眠障害などの様々な疾患の原因にもなります．

　この体内時計を利用して治療を効果的に行おうという試みがなされています．例えば，季節性インフルエンザワクチンは午後に投与するより，朝に投与した場合の方が効果的な免疫反応を示すことが報告されています．65歳以上の276人の高齢者に，午前9時〜11時の間，または午後3時〜5時の間にワクチンを接種してもらい，1カ月後に抗体価や各種ホルモン，サイトカインなどを測定しました．そうすると，午前9時〜11時の間に接種した群の方が有意に抗体価が高くなることがわかりました[1]．

　このメカニズムは詳しくはわかっていませんが，副腎皮質ステロイドが関係している可能性が推測されています．コルチゾールやコルチコステロンは朝に有意に高く，コルチゾールは起床後30分程度でピークに達し，その後，徐々に分泌量が下がっていきます．コルチゾールは一般的には免疫を抑えるものと理解されていますが，逆に免疫を調整し，必要に応じて免疫力を活性化することがあります．一方で，DHEA（デヒドロエピアンドロステロン）やテストステロンは午後に高いレベルになることがわかっています．こういったホルモン分泌の日内変動が抗体価に影響する可能性は否定できません．また，B型肝炎に対するワクチンでは，午後1時〜3時までに接種した方が，午前7時30分〜9時までに接種した場合に比べて抗体が多くつくられる傾向があることから[2]，ワクチンの種類によってベストな接種タイミングは異なる可能性もあり，今後の検討が待たれます．

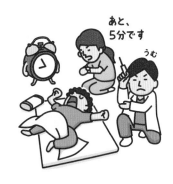

あと、5分です

うむ

　私たち救急医療に携わる医療者は，なかなか生活のリズムを維持することは困難なのですが，できるだけ体内時計を狂わさないようにしたいものです．

引用文献

1) Long JE, et al：Morning vaccination enhances antibody response over afternoon vaccination：A cluster-randomised trial. Vaccine, 34：2679-2685, 2016（PMID：27129425）
2) Pollman L & Pollman B：Circadian variations of the efficiency of hepatitis B vaccination. Annu Rev Chronopharmacol, 5：45-48, 1988

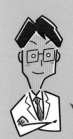
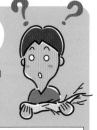

日常診療でこんなに役立つ！
漢方薬の使い方
漢方専門医が本音で教えます

吉野鉄大（慶應義塾大学医学部漢方医学センター）

日常診療でよく出会う場面で漢方薬を選ぶ場合，どのように使い分けるか，使うときの考え方を解説します．なお本連載では，利便性のためツムラの製品番号を併記しています．

第3回　化学療法前後の副作用対策

◇ はじめに

　皆さんは，漢方薬が使われているどんな場面をみたことがあるでしょうか．漢方薬が活用されている場面は大きく4つに分けられ，

① 漢方薬でこそ治療した方がよい場面

② 漢方薬を併用すると治療効果が高まる場面

③ 漢方薬の併用により西洋薬の副作用が軽減できる場面

④ アレルギーや費用のため西洋薬が使用できずやむをえず漢方薬を用いる場面

があると指摘されています．今回は，③ 漢方薬の併用により西洋薬の副作用が軽減できるかもしれない場面の1つとして，がんの補助療法について考えてみたいと思います．

症例提示

　50歳代女性，大腸がん術後化学療法後の口内炎と下肢のぴりぴりするしびれを主訴に来院した．化学療法の減量を要するような骨髄抑制はこれまでみられていない．うがい薬とビタミンB12を投与されているものの改善に乏しい．

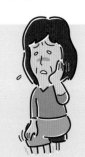

化学療法の副作用に使用する漢方薬

　本連載の恒例として，漢方薬の関係性をわかりやすく図示した「構成生薬の類似性」を用いていますが，今回はそちらを用いた解説は行わず，珍しくエビデンスについて検討してみようと思います．とはいえ，出端を折るようですがGRADE Aのエビデンスはありません．また，多数の観察研究も報告されていますが，特に主観的なアウトカムに対して，観察研究での十分な薬効評価は困難です．研究が無駄だとか，漢方薬が無効だと言いたいわけではありませんが，あくまで効果が期待される場面として，冷静に受け止めたいものです．では，化学療法時の副作用対策として効果が検討された漢方薬を見ていきましょう．

▮107牛車腎気丸：オキサリプラチンやタキサン系による末梢神経障害に有効か？

　GONE試験（オキサリプラチンによる末梢神経障害に対する牛車腎気丸の効果を検討した，プラセボを用いた二重盲検ランダム化比較第II相試験）にて一度は末梢神経障害が少なくなる傾向であることが示され脚光を浴びたのですが[1]，引き続いて実施された第III相試験のGENIUS試験では，中間解析で牛車腎気丸群のしびれの頻度が高いという結果になり早期中止となったため[2]，化学療法後に牛車腎気丸の投与が推奨できる状況にはありません．現在までに実施された5つのRCTのメタ解析でも，化学療法実施時の牛車腎気丸の併用による末梢神経障害予防効果の信頼区間はnullをまたいでいるものの，評価系によっては軽症の末梢神経障害について予防効果が示唆されているため[3,4]，今後の展開がある「かも」しれません．

▮108人参養栄湯：プラチナ製剤投与後のしびれの予防に

　107牛車腎気丸の次に候補として検討されているのが108人参養栄湯（にんじんようえいとう）です．高血圧界隈で有名な試験に似た名前のHOPE-2試験（オキサリプラチンによる末梢神経障害と貧血に対する人参養栄湯の有用性に関するランダム化比較試験）では[5]，カペシタビン＋オキサリプラチンで治療された大腸がん患者54例をランダムに2群に割り付け，抗がん剤投与初日から人参養栄湯を投与する群とプラセボなしで人参養栄湯を投与しない群とし，8サイクル完遂例のみについて8サイクル終了時点でのCTCAE〔Common Terminology Criteria for Adverse Events（有害事象共通用語規準）〕Grade2以上の神経障害の累積発生率を比較しています．人参養栄湯投与群では20人中2人，非投与群では20人中11人に神経障害が発生しており，有意差をもって人参養栄湯投与が神経障害を減らすことが示されました．ただし「per-protocol症例のみ」，かつ「オープンラベルで主観的アウトカムを評価」という構図なので，今後のさらなる検討が待たれますが，そもそもプラチナ製剤が今後どのくらい使われていくのかと合わせて状況を注視していく必要があるかもしれません．

▼プラチナ製剤によるしびれの予防として

　108人参養栄湯　1回1包（3.0 g），1日3回　毎食前

　HOPE-2試験では化学療法開始と同時に開始しているので，可能なら早期から「予防」として投与してみます．しびれが発生してからの「治療」効果は検討されていません．

▮14半夏瀉心湯：イリノテカン投与時の下痢や，化学療法に伴う口内炎に

　非小細胞性肺がんに対するシスプラチン＋イリノテカン投与時に半夏瀉心湯（はんげしゃしんとう）投与を行うと，非投与と比較してCTCAE Grade3以上の下痢の頻度が減り，下痢の程度も軽度であることが，オープンラベルのRCTで示されています[6]．また，胃がんおよび大腸がんに対する化学療法に伴うGrade2以上の口内炎の発生頻度では半夏瀉心湯投与群とプラセボ群で有意差を認めなかったものの，口内炎の持続期間は有意に短縮されました[7,8]．

▼イリノテカン投与時の下痢予防として

　14半夏瀉心湯　1回1包（2.5 g），1日3回　毎食前

　毎回，少量の白湯で溶かしてペースト状にし，口内炎に塗りつけてもよい．

■ 43 六君子湯：プラチナ製剤投与後の食欲不振や嘔気の予防に

43 六君子湯についてはごく小規模の試験ながら胃がんに対するS-1（テガフール・ギメラシル・オテラシルカリウム）＋シスプラチン投与において，食欲不振を改善することが報告されている[9]．その後，肺がんと子宮がんに対してプラチナ製剤を含むレジメンで化学療法を行う際の標準的な制吐薬投与への六君子湯併用についてRCTが行われたが，一次エンドポイントである120時間以内の追加の制吐薬投与や嘔吐がない被験者の割合には有意差を認めなかった[10, 11]．

▼ プラチナ製剤による食欲不振の予防として

43 六君子湯　1回1包（2.5 g），1日3回　毎食前

漢方薬のエビデンスにどう向き合うか

漢方薬は本来，同じ病名や症状に対してであっても患者さんに合わせてさまざまな処方を使い分ける必要がある，という立場で専門家は薬をとり回しています．したがって，病名や症状だけを組み入れ基準に用いた臨床試験は「本来あるべき姿の」漢方薬の使われ方ではない，という意見が漢方の世界には根強くあり，またすでに薬事承認を受けているものに対して第Ⅲ相試験を行うインセンティブが製薬会社にないため，DB-RCTはほとんど行われていません．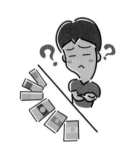

また，プラセボを対照とした臨床試験を行おうにも，香りや色の成分にも薬理活性が報告されていたりするためプラセボの作製が難しく，本来の剤形と異なる「カプセル入り漢方薬」を用いてみたり，濃度を希釈したものを対照としたりした臨床試験も行われてきました．また，実薬を対照とした臨床試験も行われていますが，時代によって標準治療が変化していくため現代の診療において直接参照できないことが多いというのが実情です．

正直なところ，今後も漢方薬についてのハードなエビデンスが続々と報告されるという時代が来る可能性は低いでしょう．そのうえで，統合医療の世界では，純粋に薬効を評価するのではなく，「現場の使い分け」を反映させた臨床試験を行う方法論の議論が続いており，「○○病に対する△△湯の薬効」というのではく「○○病の患者を漢方外来に紹介したときの予後」というような，より実務的な臨床試験が行われることも検討されています．

こんな状況ではありますが，漢方薬を敬遠しすぎず，逆に漫然と投与することもないように，できればそれぞれの処方のキーワードを成書などで把握して上手に使い分けていただければと思います．

なお，漢方薬に関するヒトを対象とした臨床試験の結果は，日本東洋医学会のEBM委員会がEKAT（Evidence reports of Kampo Treatment，漢方治療エビデンスケースレポート）としてまとめています[13]．漢方薬以外のものも含めて，統合医療全体のエビデンスは厚生労働省のeJIM（evidence-based Japanese Integrative Medicine）にまとまっています[14]．

　平成の前半（1990年代〜2000年代前半）に行われた臨床試験は日本語で報告されているものが多く，医中誌 Web などの和雑誌が収載されたサービスでしか検索できませんが，最近の重要な研究はほぼ英語で報告されているため PubMed でも検索が可能となっています．検索の際，漢方薬の表記は日本東洋医学会公式では葛根湯なら kakkonto となっているのですが[12]，論文によっては TJ-1 だったり，中国語の発音で gegen-tang となっていたりします．PubMed ではこれらはすべて MeSH term で kakkon-to にまるめられているので，検索の際はどれでも構いません．ちなみに TJ は津村‐順天堂の略です．

症例のその後

　化学療法投与後，口内炎が出はじめたところで 14 半夏瀉心湯を投与し，口内炎はこれまでより早く改善するようになった．下肢のしびれに対しては 108 人参養栄湯を投与してみたもののほとんど変わりなく，3カ月投与して終了とした．

◇ おわりに

　今回はがん治療の補助療法として用いられることのある漢方薬について，これまでの臨床試験を中心にご紹介しました．口内炎は 14 半夏瀉心湯で明らかに改善する人が多いのですが，しびれや骨髄抑制に対しての他の補助療法は，効果を実感することは難しいかもしれません．だからといって頭ごなしに否定するのではなく，患者さんの希望も踏まえてご相談いただけるとよいのではないかと思います．

Take Home Message

◆ 漢方薬を活用する場面は，① 単独で有用，② 併用で効果増強，③ 併用で副作用軽減，④ やむをえず代替として，の4場面と指摘されている
◆「納得できるエビデンスがあるから漢方薬を使用する」という場面はきわめて限定的
◆ 日本東洋医学会の EKAT をぜひ参照して！

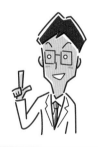

◆ 参考文献

1）Kono T, et al：Goshajinkigan oxaliplatin neurotoxicity evaluation（GONE）：a phase 2, multicenter, randomized, double-blind, placebo-controlled trial of goshajinkigan to prevent oxaliplatin-induced neuropathy. Cancer Chemother Pharmacol, 72：1283-1290, 2013（PMID：24121454）
2）Oki E, et al：Preventive effect of Goshajinkigan on peripheral neurotoxicity of FOLFOX therapy（GENIUS trial）：a placebo-controlled, double-blind, randomized phase III study. Int J Clin Oncol, 20：767-775, 2015（PMID：25627820）
3）Kuriyama A & Endo K：Goshajinkigan for prevention of chemotherapy-induced peripheral neuropathy：a systematic review and meta-analysis. Support Care Cancer, 26：1051-1059, 2018（PMID：29280005）

4）Hoshino N, et al：Goshajinkigan for reducing chemotherapy-induced peripheral neuropathy：a systematic review and meta-analysis. Int J Clin Oncol, 23：434-442, 2018（PMID：29270698）

5）Motoo Y, et al：Prophylactic efficacy of ninjin'yoeito for oxaliplatin-induced cumulative peripheral neuropathy in patients with colorectal cancer receiving postoperative adjuvant chemotherapy：a randomized, open-label, phase 2 trial（HOPE-2）. Int J Clin Oncol, 25：1123-1129, 2020（PMID：32232692）

6）Mori K, et al：Preventive effect of Kampo medicine（Hangeshashin-to）against irinotecan-induced diarrhea in advanced non-small-cell lung cancer. Cancer Chemother Pharmacol, 51：403-406, 2003（PMID：12687289）

7）Matsuda C, et al：Double-blind, placebo-controlled, randomized phase II study of TJ-14（Hange-shashinto）for infusional fluorinated-pyrimidine-based colorectal cancer chemotherapy-induced oral mucositis. Cancer Chemother Pharmacol, 76：97-103, 2015（PMID：25983022）

8）Aoyama T, et al：Double-blind, placebo-controlled, randomized phase II study of TJ-14（hange-shashinto）for gastric cancer chemotherapy-induced oral mucositis. Cancer Chemother Pharmacol, 73：1047-1054, 2014（PMID：24652604）

9）Ohno T, et al：Rikkunshito, a traditional Japanese medicine, suppresses cisplatin-induced anorexia in humans. Clin Exp Gastroenterol, 4：291-296, 2011（PMID：22235173）

10）Ohnishi S, et al：Additive effect of rikkunshito, an herbal medicine, on chemotherapy-induced nausea, vomiting, and anorexia in uterine cervical or corpus cancer patients treated with cisplatin and paclitaxel：results of a randomized phase II study（JORTC KMP-02）. J Gynecol Oncol, 28：e44, 2017（PMID：28657216）

11）Harada T, et al：Rikkunshito for Preventing Chemotherapy-Induced Nausea and Vomiting in Lung Cancer Patients：Results from 2 Prospective, Randomized Phase 2 Trials. Front Pharmacol, 8：972, 2017（PMID：29387008）

12）Hagihara K, et al：Abbreviation of kampo formulations and basic terminology in kampo medicine. Traditional & Kampo Medicine, 4：65-88, 2017

13）日本東洋医学会：EBM委員会
http://www.jsom.or.jp/medical/ebm/

14）厚生労働省『「統合医療」に係る 情報発信等推進事業』eJIM：統合医療エビデンス
https://www.ejim.ncgg.go.jp/doc/index.html

吉野鉄大（Tetsuhiro Yoshino）
慶應義塾大学医学部漢方医学センター
新潟県で18世紀から続く農家の9代目．
田中角栄と同じ小学校卒業．お菓子はブルボン，生薬はオウレン，アイドルはNegiccoを応援しています．
J.S.A.呼称ワインエキスパートの二次試験に向けて勉強中です．

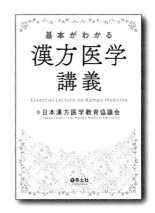

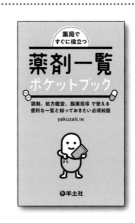
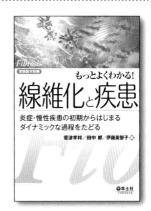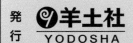

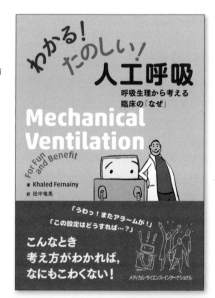
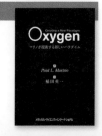
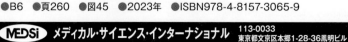

知っておこうこんな頭痛 Part1
~頸原性頭痛の妙~

福井大学医学部附属病院総合診療部　林　寛之

顔面痛でも頸が原因って知ってますか?

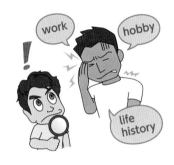

　結構頻度が高いのに, 忘れ去られた疾患がある. 例えば腹痛をきたすACNES (前皮神経絞扼症候群) なんてとてもコモンな疾患なのに, 教科書の記載はほとんどないに等しい. 同様に頭痛をきたす頸原性頭痛 (cervicogenic headache) も肩こりの延長くらいに考えている人, 顔面痛を合併することを知らない人がいかに多いことか. 臨床現場で診断するには, 単に病態生理を理解するだけでなく, 患者さん個人の職業, 行動様式まで言及することがいかに大事かを, 常に痛感させられる. 職業を聞いたらおしまいではなく, その職業でどんな動きをするのか, どんな対応をするのかまで, 興味津々に聴く好奇心に満ちたドクターは診断力が高いんだよね. 診断学は常に患者さんの生活背景があることを考えないといけないんだよ.

 患者A　34歳　男性　　　　　　　　　　　　　頸原性頭痛

　右目の周りが痛くて仕事にならないと, 患者AがERを受診してきた. 2月ごろより症状が出て, すでに4カ月が経っているものの, なかなかよくならないという. 脳神経内科, 整形外科, 眼科など多くの診療科を受診しており, すでに頭部CT, 頭部MRI, 眼圧, 眼底検査などの検査が行われているが異常は指摘されず, とりあえずNSAIDsがそこそこ効くものの, 最近は悪化傾向にあるという. 職業は漁師で, 本人は職業柄肩こりはある程度自覚していたが, それほど肩はこっていないと言っていた. 神経所見には異常を認めなかったが, 研修医Mは念のための頭部CT, 採血を行い, 異常がないのを確認して, とりあえず緊張型頭痛としてNSAIDsを処方して帰す方針とした.
上級医H「漁師さんなんだね. で, どんな作業をしていたの? どんなときに痛いの?」
研修医M「あ, 聞いてきます」… (ダメだこりゃ…)

　上級医Hの詳細な病歴によると, 冬場はほぼ1日中網の修理をしており, 地べたに座って頸を前傾してずっと作業をしているという. そうしているうちに右目の周りが痛みだしたとのことだった. 最近は漁に出て, 体全体を乗り出して網を引き揚げるときに, 右目の周りがグワーッと熱くなり痛みだしてたまらなくなってくることがわかった.

身体診察では右大後頭神経にも圧痛を認めた。頸髄後枝内側枝神経ブロックを施行したところ、ものの見事に右目周囲の痛みが消えていった。その後神経障害性疼痛治療薬が処方され、リハビリ等の指導がされた。

 患者B　72歳　女性　　　　　　　　　　　　　　　　　　　　頸原性頭痛

　　約10日前から、ときどき左目の上や下にぐーっと締めつけるような痛みが出るとして、患者BがERを受診した。もともと花粉症もあり、耳鼻科では副鼻腔炎として治療されているが、頭部顔面CTでは副鼻腔を認めないと言われたという。研修医Mが診察したところ、大きな身体所見の異常は認めなかった。痛みは「ずーっと痛い」、「なんの前触れもなく痛みが強くなる」となんともつかみどころのない症状の出かただった。肩こりはほとんどないが、時に舌の左側がしびれることがあるという。無職で特に「何もしていない」とのことだった。

研修医M「三叉神経痛みたいに、ピリピリとした激痛でもないですし、誘因もはっきりしないですし、頭部CTも問題ないですし…舌までしびれることがあるなんて神経質な人なんでしょうかねぇ。まぁ、見た目は非常に元気で、精神的ストレスもないようですし、今回は死ぬような病態ではないので、とりあえず痛み止め処方して帰していいですか？」

上級医H「救急は死ななければいいなんて雑な対応をしていると、決して腕は伸びないよ。慢性経過であろうとなかろうと、しっかり診断をつけようと努力しないとダメだ」

　　上級医Hが再度病歴を洗い直すことにした。患者さんは「ずーっと痛い」と言うものの、実は夜寝ているときは痛みがなく、よく眠れていることがわかった。「何の前触れもない」と言うものの、居間で座っているときに発症することが多いこと、「何もしていない」と言うものの、孫の浴衣をつくってあげようと半月ほど前から居間で一生懸命長時間縫物をしていたことがわかった。

　　上級医Hが神経ブロックを施行したところ、うそのように顔面の痛みがとれていった。

 研修医M

「頸が悪くて顔面痛が出るなんて習ったことがないですよ。それにしてもあざやかに痛みがとれるもんですねぇ。僕が聞いたときは、『何もしていない』と言うのに、上級医が聞くと何かきっかけがあるなんて、これって『後医は名医』って奴じゃないですか？え？疑って質問をしなければ、後医であっても診断できない？そりゃそうですよねぇ…ギャフン」

 頸が原因で顔が痛くなるって本当！？ ～cervicogenic headache～

　　頸部疾患に伴う頭痛（頸原性頭痛：cervicogenic headache）は非常に興味深い疾患で、頻度が多いわりに、結構見逃されている。『顔面の痛覚は三叉神経だから、頸が悪くてそんな痛みが出るはずがない』と、某整形外科で追い返されてしまったかわいそうな例もある。

　　頸原性頭痛はICHD-3（国際頭痛分類第3版）で明確な疾患であると定義されている（表1）。一般に0.4～2.5％の有病率であり、慢性頭痛の15～20％を占めるという（Spine J, 1：31-46, 2001）。結構コモンな疾患なんだよね。ただ臨床家の間では懐疑的な疾患でもあるようだ。その理由は、頸椎関節や椎間板、周囲の支持組織などが原因であるものの、明確な構造物1つに

決められない曖昧さにある．また緊張型頭痛や片頭痛を合併しやすいのも，頸原性頭痛の診断の曖昧さにつながっているんだ．

　頸の構造物が原因というのだから，頸部に負担がかかったときに痛みが生じ，後頸部痛〜後頭部痛が出ると考えるのはそれほど難しくないだろう．ここで覚えておきたいのは，**三叉神経脊髄路核は脳幹から上位頸髄まで降りてきており，上位頸髄に入る痛み刺激はここで連絡する（三叉神経頸髄複合体）**ため，**前額部や顔面の痛みを呈してくる**ということだ．「**C1〜3と三叉神経はお友達！**」と覚えておこう（図1）！上位後頸部に刺激を与えると，後頭部痛が出るが，片頭痛もちの人に同様に刺激を与えると，顔面や前額部の痛みを伴うという（Ann Neurol, 74：145-148, 2013）．さすが片頭痛もちの人の三叉神経は実に感度がいいっていうことかもね．

表1　頸原性頭痛の診断基準（ICHD-3）

A	Cを満たすすべての頭痛
B	臨床所見または画像所見のいずれか1つ以上で頭痛の原因となる可能性が知られている頸椎または頸部軟部組織の疾患または病変の証拠がある
C	原因となる証拠として，以下のうち少なくとも2項目が示されている ① 頭痛は頸部疾患の発症または病変の出現と時期的に一致して発現した ② 頭痛は頸部疾患または頸部病変の改善あるいは消失と並行して有意に改善または消失した ③ 頸部関節可動域が制限され，頭痛は刺激運動によって有意に悪化する ④ 頭痛は頸部構造またはその神経支配への神経ブロックによって診断的に消失しうる
D	ほかに最適なICHD-3の診断がない

文献1より引用．

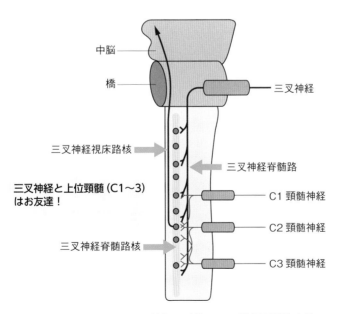

図1　上位頸髄神経と三叉神経の連絡：三叉神経頸髄複合体
文献2より引用．

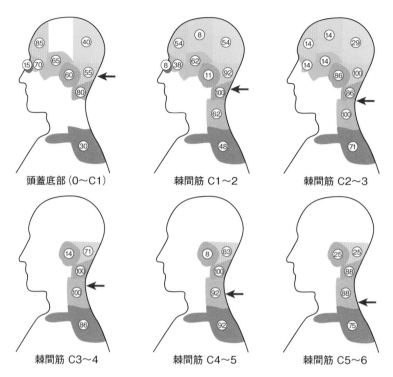

図2　頸髄神経と痛みの分布
頸髄神経への痛み刺激の流入部（➡）が上であればあるほど，顔面に痛みを生じること
が多くなる．C1〜3頸髄への刺激は顔面痛を引き起こす．数値は痛みを生じる頻度（％）．
文献2より引用．

　頸への痛み刺激が入る部位と痛みの分布の関係をしっかり確認しておこう（図2）．上位頸髄
に痛み刺激が入るほど，顔面の痛みが出やすくなる．中位頸髄や下位頸髄では顔面痛は生じな
いんだ．

　頸原性頭痛は多くは片側で，常に同じ側であることが多い．それは頸への負担のかけ方には
職業や生活のなかでの癖や動き方によって左右で違いがあり，片側に負担がかかることが多い
からだ．しかしながら両側に痛みを生じる場合も，姿勢によってはありうる．

　C1〜3の頸髄由来の痛みであるため，ほとんどの症例で大後頭神経痛を伴っている．しか
しながら**大後頭神経痛だけでは説明がつかない顔面痛がある場合は頸原性頭痛と診断する**こと
が多い．もちろん腫瘍などのほかの二次性の頭痛を除外するために画像検査をすることは有用
だが，頸原性頭痛に関しては，頸椎の画像検査は変形の有無と臨床症状が必ずしも一致しない
ので，あまり役に立たない．頸原性頭痛の痛みの分布を覚えておくと，今後の診療に役立つよ
（図3）．**患者さんは顔が痛いとだけ訴えてくることが案外多いので，頸に負担がかかる作業を
している際に，後頭部から痛みがはじまって頭頂部に痛みが拡がり，顔面も痛くなってくる，
そんな病歴を引き出すのが肝なんだ．**

　身体所見としては，cervical flexion-rotation test（感度91％，特異度90％）がC1/2の機能
障害を見つけるうえで有用だ．頸椎を限界まで前屈させてから，首を左右に回旋させる．頸椎
前屈位ではC1/2以外の頸椎は固定されて動きが制限されるため，C1/2のみの回旋による影響
を調べることができる．正常では左右双方に40〜44°回旋できるはずだが，回旋運動制限が

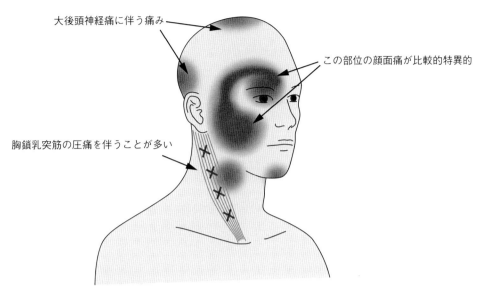

大後頭神経痛に伴う痛み

この部位の顔面痛が比較的特異的

胸鎖乳突筋の圧痛を伴うことが多い

図3　頸原性頭痛の痛みの分布
Advanced Orthopaedics & Sports Medicine：CERVICOGENIC HEADACHE.
https://www.advancedosm.com/cervicogenic-headache-orthopaedic-sports-medicine-
specialist-cypress-houston-tx/ を参考に作成.

32°以下なら陽性となる．また頸原性頭痛では筋肉が硬くなっていることが多く（頸原性頭痛では35％，片頭痛では17％，緊張型頭痛では16％），特に胸鎖乳突筋に圧痛を認めることが多く，その他僧帽筋，斜角筋，大・小胸筋に圧痛を認める．まぁ，肩がこっている人はよくいるので，鑑別の決め手にはならないけどね．

> **頸原性頭痛**
> ● 上位頸髄（C1〜3）と三叉神経はお友達
> ● 上位頸髄への刺激で顔面痛をきたすことがある

 ## neck-tongue syndrome：頸舌症候群

　「頸が悪くて舌がしびれる」なんて聞いたことがない！と言いたい気持ちはわかる．だって大学ではそんなこと教えてくれないもの．C1/2の椎間関節後方深くをC2頸髄神経が走行している．舌咽神経の枝である舌神経とC2頸髄神経が痛み刺激をリレーすることにより，同側舌のしびれを生じるんだ．なんとC2頸髄神経と舌咽神経もお友達だったんだ．

　同部位の頸に炎症や変形があったり，過度な負担がかかる状態であると，頸部の回旋運動により，片側の後頭部痛と同時に同側の舌半分のしびれ感が出現することになる．頸原性頭痛の患者さんから実は舌の横もしびれるんですと言われたときは，ある意味感動した．

neck-tongue syndrome
- C2頚髄神経と舌咽神経もお友達
- C2障害は同側舌のしびれをきたすことがある

頸原性頭痛と片頭痛・緊張型頭痛の曖昧な関係

　　頸原性頭痛は三叉神経に疼痛刺激をリレーしてしまい関連痛を生じる病態だ．ただこの三叉神経をあまりいじめると当然，三叉神経痛の大御所たる片頭痛が生じてくることもうなずける．三叉神経からCGRP（カルシトニン遺伝子関連ペプチド）などの発痛物質が大量に出ると，片頭痛が頭痛の主体になってしまうので，診断が混乱しやすい．悪心，嘔吐，光・音過敏などが生じれば片頭痛として治療したほうがいい．

　　また，頸原性頭痛は頸部に負担がかかって生じる痛みなので，筋膜性頭痛が主体になると緊張型頭痛が前面に出てもおかしくない．どちらも慢性で非拍動性頭痛となるが，緊張型頭痛は比較的軽度の頭痛であり，痛みが強い場合は頸原性頭痛を考えたい．頸原性頭痛と緊張型頭痛との違いを表2に示す．

　　頸原性頭痛は片頭痛や緊張型頭痛とのオーバーラップが少なからず認められるんだ．一番の鑑別ポイントとして，頸の神経ブロックですみやかに痛みが軽減または消失すれば，頸原性頭痛といえる．

頸原性頭痛の病歴の大切さ

　　痛みの分布（後頭部〜前額部，顔面までの痛み）から頸原性頭痛を疑ったら，それを裏付ける病歴を固めるのが大切である．いつから痛みがはじまったかを聞く医療者は多いが，この頸

表2　頸原性頭痛 vs 緊張型頭痛

	頸原性頭痛	緊張型頭痛
頭痛の分類	二次性頭痛	一次性頭痛
痛みの強さ	＋＋	＋
片側 vs 両側	多くは片側性	両側性
後頭部から前頭部への放散痛	＋＋＋ （上位頸髄神経の障害）	−
同側肩上腕への放散痛	＋＋ （下位頸髄神経の障害）	−
姿勢，頸部運動，指圧による頭痛誘発	＋＋＋	−
トリガーポイント注射（筋・筋膜圧痛点あり）	無効	有効
NSAIDs	無効	有効
神経障害性疼痛治療薬，神経ブロック	有効	無効

文献5を参考に作成．

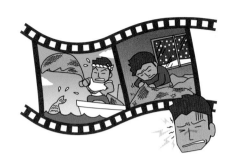

原性頭痛に関しては，**痛みが出る前日や数日前まで病歴をさかのぼることが非常に大事**になる．さらに患者さんの職業や姿勢，日常動作などに言及して，豊かな想像力で病歴聴取していかないといけない．『絶対に頸に負担がかかっているはずなんです』と言うと，『あぁ，そういえば，こんなことしたわ』などとさらりと病歴が顔を出すことがある．

患者Aの漁師さんも漁の少ない冬にどうして痛みが出たのか不思議に考えて病歴をとったところ，漁がないときは毎日何時間も網の修理のために，座り込んで首を曲げて作業をしていたことがわかった．ほかにも，高校生が強い頸部痛や顔面痛を訴えてきた例では，首をぐいっと曲げた無理な姿勢をしたまま一晩中スマホゲームをしていたことが判明した．もちろんそんなことがばれたら親にスマホを取り上げられるからなかなか白状しなかったが，そこは豊かな想像力と，患者さんへの愛から個別に話を聞きだしたのは言うまでもない．さらに彼はラグビー部で首にはいつも負担がかかっている状態でもあり，大後頭神経にかなり強い圧痛を認めた．

患者さんは病歴の素人であり，医療者が欲しい情報をうまく提示できるわけではないと心得ておこう．痛みの分布や発症様式（首に負担がかかるときに痛みあり．寝転んでいるときは頸の負担がなくて痛みがない）に着目して，**再現フィルムをつくるように病歴を聞く**ことが肝要だ．

頸原性頭痛の病歴聴取

- 痛みの分布から頸原性頭痛を疑うべし
- 豊かな想像力で首に負担がかかった病歴を聞き出すべし
- 再現フィルムをつくるように仕事内容や日常生活を表現してもらおう

頸原性頭痛の治療

1）神経ブロック

頸原性頭痛は，椎間関節ブロックや頸髄後枝内側枝神経ブロックなど，診断を兼ねた神経ブロックが著効する．なかなか頸に針を刺すのは慣れていないと勇気がいるよねぇ．

parentspinous cervical nerve blockという手法は比較的安全にできる（表3）．こんな名前の神経はないが，頸部の痛みをとって関連痛の閾値をあげて頭痛を軽減する方法であり，頸髄後枝内側枝神経ブロックの変法と考えられる．C1～3が走行する上位頸部に注射するわけではないのに，なぜか顔面の痛みもとれてしまうからあら不思議．この神経ブロックがどうして効果があるのかはよくわかっていないようだ．手技に慣れてくれば，超音波で深さを確認した後，上位頸部に注射することも可能である．神経ブロックは痛みの悪循環を断つことで痛みを軽減でき，決して一時しのぎではない（pain gate theory）．

表3 神経ブロック：paraspinous cervical nerve block

① C6またはC7棘突起から患側に2〜3 cmの位置を十分消毒した後，0.5％ブピバカインまたは0.75％ロピバカインを1.5 mL注射する．
② 針の刺入方向は地面に平行に，まっすぐ刺す．内側や外側，尾側，頭側に傾けてはいけない．
③ 針を刺入する深さは超音波で椎間関節までの距離を計測し，その少し手前に注射する．椎間関節までの距離より絶対に深く刺してはいけない．深さ2.5〜4 cmになることが多い．男性にはカテラン針を使うことが多い．
④ 患者さんには首をまっすぐにしてもらう．首を前屈すると椎間関節が開くため，椎骨動脈を穿刺するリスクが上がってしまう．もともと椎間関節は斜めになっているため，首をまっすぐにしている場合，真後ろからの穿刺では椎骨動脈に当たらず安全である．

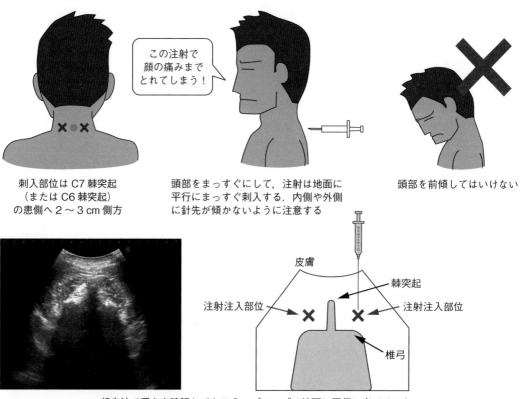

刺入部位は C7 棘突起
（または C6 棘突起）
の患側へ 2〜3 cm 側方

頭部をまっすぐにして，注射は地面に
平行にまっすぐ刺入する．内側や外側
に針先が傾かないように注意する

頭部を前傾してはいけない

超音波で深さを確認しておこう．プローブは地面に平行に当てること

2）薬物療法

　一般に頸原性頭痛にはNSAIDsはあまり効果がない．プレガバリンやミロガバリン，三環系抗うつ薬，ガバペンチンなどの神経障害性疼痛治療薬がある程度有用だ．とはいえ，頸部に負担をかける職業や日常生活を続ける限り，たとえ薬を内服しても，痛みはなかなかゼロにはならない．炎症が強い急性期はもちろんNSAIDsは有用だが，慢性化するとNSAIDsは効果がない．

3）リハビリ

　頸椎のストレッチやマッサージ，体操，日常動作の改善などは頸周囲の支持組織の緊張をとるため有用である．しかし少しよくなるとすぐサボってしまうのが，人間の性．患者さんがリハビリをさぼっても怒っちゃいけないよ．痛みが強いときはネックカラーを装着してもよい．

4）経皮的電気刺激

　腹筋マシーンのEMS（electrical muscle stimulation：電気筋肉刺激）のように，頸部にEMSを当てることで，痛みの閾値をあげるようにする方法．

5）その他

　経皮的ラジオ波焼灼療法（radiofrequency ablation），電気や磁気刺激による神経変調療法（neuromodulation），パルス高周波法（pulsed radiofrequency）などがある．パルス高周波法は局所麻酔の代わりに，針先から神経に42℃以下で間欠的に高周波エネルギーを加えて電場を発生させ，鎮痛を得る方法で，熱による神経破壊を行わないため，比較的安全だ．パルス高周波療法は3〜6カ月の長期間の鎮痛効果が得られる．手術も選択肢にないこともないが，滅多に行われない．

Check！ 文献

1）「国際頭痛分類 第3版」（日本頭痛学会・国際頭痛分類委員会/訳），医学書院，2018
https://www.jhsnet.net/kokusai_2019/all.pdf

2）Bogduk N & Govind J：Cervicogenic headache：an assessment of the evidence on clinical diagnosis, invasive tests, and treatment. Lancet Neurol, 8：959-968, 2009（PMID：19747657）
　↑必読文献．頸原性頭痛の非常によくまとまったreview．neck-tongue syndromeの記載もある．病態生理や痛みの分布を理解するにはイチオシの文献．

3）Barmherzig R & Kingston W：Occipital Neuralgia and Cervicogenic Headache：Diagnosis and Management. Curr Neurol Neurosci Rep, 19：20, 2019（PMID：30888540）
　↑大後頭神経痛や頸原性頭痛は上位頸髄神経由来の二次性頭痛であり，一次性頭痛ときちんと鑑別したい．非薬物療法の脊椎手技療法（マッサージ，運動，冷却，姿勢矯正など）も有用で，真面目にやるほど効果があることがわかっている．治療薬はNSAIDs，三環系抗うつ薬，筋弛緩薬，抗てんかん薬（ガバペンチン，カルバマゼピン）など．麻薬は推奨されない．

4) Hall T, et al：Clinical evaluation of cervicogenic headache：a clinical perspective. J Man Manip Ther, 16：73-80, 2008（PMID：19119390）

↑必読文献．頭痛の38％を占めるのが緊張型頭痛，10％が片頭痛，頸原性頭痛はたったの2.5〜4.1％を占めるにすぎない．三叉神経脊髄路核が頸髄3/4まで下降しているため，頸髄C1〜3の求心路と交差して，前額部や顔面の痛みをきたしてしまうのが頸原性頭痛の病態だ．間歇的に頭痛をくり返す患者の70％は頸部痛も訴えるものの，それが頸の症状であると認識する人は18％にも満たないから，病歴や身体所見をとるのが非常に大事になるんだ．cervical flexion-rotation testは感度91％，特異度90％とC1/2の評価には有用である．頸部の神経ブロックが診断に寄与する．その他身体所見にもいろいろ言及している．頸椎体操や頸椎手技は短期的にも長期的にも有用であり，患者さんにきちんと指導できるようになりたいね．

5) 下畑敬子，下畑享良：緊張型頭痛と頸原性頭痛の比較．日本頭痛学会誌，49：104-106, 2022
↑緊張型頭痛と頸原性頭痛を比較した論文．わかりやすく明快に解説している．

6) Hu N & Dougherty C：Neck-Tongue Syndrome. Curr Pain Headache Rep, 20：27, 2016（PMID：26984539）

↑neck-tongue syndromeのreview．頸部の回旋運動後に片側の後頭部痛と同時に同側の舌半分のしびれ感が出現する症候群で，比較的稀（頭痛患者の0.22％のみ）．でも正直，舌のしびれだけならと，スルーされて見逃されている例が多いんじゃないかなぁ．

7) Hipskind J：Paraspinous Cervical Nerve Block for Primary Headache. Emerg Med, 49：162-165, 2017

↑paraspinous cervical nerveなんて神経はないのにこんな名前つけていいのかと思うが，解説はとてもわかりやすい．C7の棘突起の高さで側方2〜3 cm，深さ2〜3 cmにブピバカイン注射施行．

8) Mellick LB, et al：Treatment of headaches in the ED with lower cervical intramuscular bupivacaine injections：a 1-year retrospective review of 417 patients. Headache, 46：1441-1449, 2006（PMID：17040341）

↑必読文献．頸原性頭痛に限らず頭痛全般を対象に，C6またはC7の棘突起の高さで1〜1.5インチ（2.5〜4.25 cm）の深さにブピバカイン注射（paraspinous cervical nerve blockと同じ手技）を行ったという少し乱暴な研究デザイン．なんと65.1％は完全に痛みが治り，20.4％は部分的に痛みが引いたという．5〜10分で効果が表れ，85.4％に効果があるというからすごい．きっと頸原性頭痛に対して行えばほぼ100％効果があるはず．おっと，そもそも頸部への神経ブロックで効果がなければ頸原性頭痛といえないからねぇ．

No way！ アソー！ モジモジ君の言い訳

〜そんな言い訳聞き苦しいよ！
No more excuse！ No way！ アソー（Ass hole）！

×「顔は三叉神経の痛みですから，脳の問題です．うちじゃありません」
→いやいや上位頸髄（C1〜3）は三叉神経とお友達だから，顔面の痛みは出るんだよ．「うちじゃない」と言ったら，医者として成長しなくなるよ．

×「NSAIDs 出しておきますから」
→頸原性頭痛では NSAIDs はなかなか効果が期待できないよ．

×「顔が痛いのなら，とりあえず三叉神経痛ってことで…」
→頸部の神経ブロックで痛みがとれれば，頸原性頭痛と診断できる．

林　寛之（Hiroyuki Hayashi）：福井大学医学部附属病院救急科・総合診療部

ERアップデート in 沖縄では140人を超える研修医に集まってもらって，大いに盛り上がった．満足度も高く，講師と近い関係になって楽しいひとときを過ごせたかな？　今度の2月にはTDRでまた大いに盛り上がりましょう，楽しい場所で気のいい人たちと，ガンガン勉強と遊びを取り入れて，しっかり勉強するって，あぁなんてすばらしい人生なんでしょう．申し込みは10月からなので，お楽しみに．待ってるよぉ～！ https://www.erupdate.jp/

1986　自治医科大学卒業	日本救急医学会専門医・指導医
1991　トロント総合病院救急部臨床研修	日本プライマリ・ケア連合学会認定指導医
1993　福井県医務薬務課所属　僻地医療	日本外傷学会専門医
1997　福井県立病院ER	Licentiate of Medical Council of Canada
2011　現職	

★後期研修医大募集中！　気軽に見学にどうぞ！　Facebook⇒福井大学救急部・総合診療部

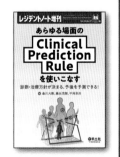

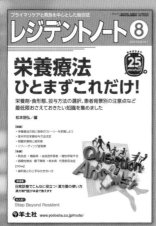
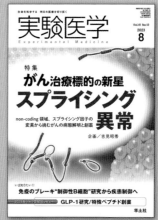
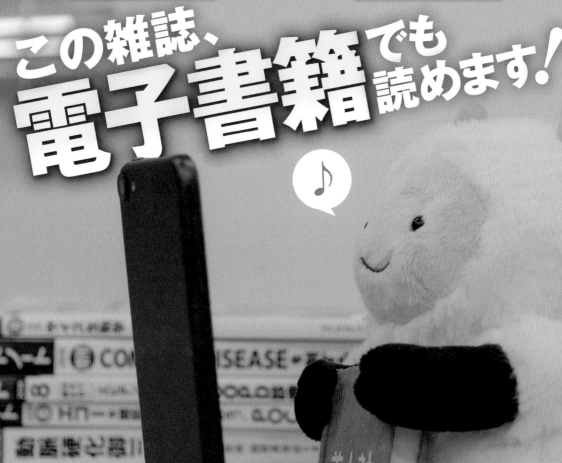

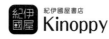

対岸の火事
研修医が知って得する日常診療のツボ
他山の石　　中島 伸

他人の失敗を「対岸の火事」と笑い飛ばすもよし，「他山の石」と教訓にするのもよし，研修医時代は言うに及ばず，現在も臨床現場で悪戦苦闘している筆者が，自らの経験に基づいた日常診療のツボを語ります．

その265
軽症頭部外傷あれこれ
（その1）

若手脳神経外科医からの相談

最近，開業を考えているという若い脳神経外科医が相談に来ました．本人は自らの経験不足を不安に思っており，特に頭部外傷の患者さんを外来で診るにあたってのアドバイスを受けたいとのこと．ここぞとばかり，私が知る限りのいろいろな知識や技を伝授しました．考えてみると，彼にしたアドバイスというのは，ちょうどレジデントノートの読者にとっても知っておくべきレベルのことです．ということで，何回かに分けてそのときの問答を披露しようと思います．

まず，クリニックで診る対象となるのはどんな患者さんでしょうか．重症頭部外傷の患者さんが交通事故の現場からいきなり開業医のところに搬入されることはまずありません．クリニックに来る患者さんで多いのは，家で転倒して頭を打ったので心配だ，という軽症頭部外傷だと思われます．これをわれわれ脳外科医は"コッツン外傷"と呼んでいますが，言葉の響きがイメージにぴったりですね．また，重症頭部外傷であっても急性期治療の後に自宅に退院し，外来通院でフォローする慢性期の方も多いのではないかと思います．

そのような患者さんたちに対して私がどのように診療しているのか，それを紹介します．ただし，自分の経験をもとにしたものが主体なので，エビデンスの裏付けが欲しい方はご自身で調べてください．

頸椎の外傷

さて，本題の頭部外傷に入る前に，まずは頸椎の外傷について述べましょう．というのも頭を打った人は頸を捻っていることが多いからです．だから頭部外傷の診察のときには頸椎捻挫も想定しておきましょう．

中 島 「『頭部外傷を見たら頸椎捻挫を疑え』という諺が……あるかどうかは知らんけど，一応は疑っておいた方がいいな」

若 手 「どういう方向に力が加わったときに症状が出やすいという傾向があるのでしょうか」

中 島 「過伸展でも過屈曲でも気をつけておくに越したことはないぞ」

若 手 「頭部外傷から少し外れますが，追突されたときのムチウチも同じように考えていいのですか」

中 島 「もちろん．頸椎捻挫とか外傷性頸部症候群と重なるところが多いからな．ムチウチはいくつかに分類されるけど，それは言えるか？」

若手医師は考えるよりも先にスマホを取り出しました．

若 手 「ネットで調べると5つあるみたいですね」

中 島 「おいおい，少しくらいは頭のなかに入れておけよ．そこには，なんて書いているわけ？」

若 手 「頸椎捻挫型，神経根型，脊髄症型，Barré-Liéou症候群，脳脊髄液漏出症の5つです」

中 島 「なるほど．それぞれの分類ごとに語るべきことはたくさんあるけれども，今回はそのなかでも脊髄症型について語ろう．先生はどういう症状が起こるかを言えるかな」

若 手 「難しい質問ですね．名前から推測すると頸から下のmyelopathyが起こるのでしょうか」

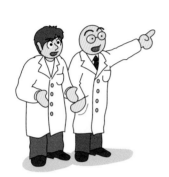

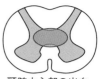

頚髄中心部の出血

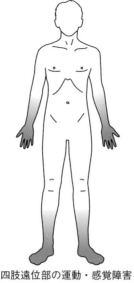

四肢遠位部の運動・感覚障害

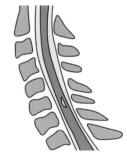

矢状断のMRI（T2強調画像）で
頚髄中心部の高信号域

図　中心性頚髄損傷の特徴

中 島 「もう少し具体的には？」

若 手 「程度の軽重はともかくとして，四肢の運動
障害と感覚障害ですかね」

無難な回答です．

中心性頚髄損傷の特徴（図）

中 島 「典型的な脊髄症型である中心性頚髄損傷
の場合，四肢の近位部と遠位部ではどちら
の方が脱力やしびれが多くなるのかな」

若 手 「えっと，遠位部，つまり末端の方だと思い
ます」

中 島 「よく知っているなあ，驚いたぞ」

若 手 「以前に診た患者さんがそうでしたから」

中心性頚髄損傷の場合，上肢も下肢も近位部より
遠位部の方に強く症状が出ますね．

中 島 「野球選手やプロレスラーがなったので中心
性頚髄損傷という名称が有名になったけ
ど，先生は知っているか」

再びスマホが登場します．

若 手 「阪神タイガースの赤星憲広選手が中心性頚
髄損傷のために引退していますね」

中 島 「よし，次の質問だ．中心性頚髄損傷の場
合，上肢と下肢のどちらの症状が強く出る
ことが多いのだろうか」

若 手 「前に診た患者さんは上肢の症状が強かった
です．改善するのも下肢に比べて上肢が遅
れました」

中 島 「そのくらい知っておけば立派だな」

ERで患者さんを診るときに，よく「手足がしび
れていませんか？」と尋ねる先生がいます．中心性
頚髄損傷のことを考えればこの質問は理に適ってい
ますね．もっとも，その質問をしている医師が本当
に中心性頚髄損傷の存在を意識しているのか，何も
考えずに尋ねているのかはわかりませんが．

若 手 「発生のメカニズムはどうなりますか？」

中 島 「もともと後縦靱帯骨化症や脊柱管狭窄症
のある患者さんの頚部が過伸展したり過屈

曲したりしたときに，頸髄の中心に出血が起こって発症するとされている」

若手「診断は画像診断でしょうか？」

中島「急性期にはMRIのT2強調画像で頸髄の中心に高信号域を認めることもあるらしいが，なかなか捉えることが難しいのが現実だ．たぶん解像度が足りないんだろうな．もちろん決着をつけるには解剖が1番だけど，まさか生きている人間を解剖するわけにもいかないし．だから，僕は画像より症状で診断するべし，と思うよ．すごく特徴的な症状だし」

これが中心性頸髄損傷だ，というMRIは検索するといくらでも出てきますが，実際の症例ではほとんど診たことはありません．おそらくMRIを撮像できるようになる頃には所見が消えてしまうのでしょう．

若手「治療はどうなりますか」

中島「数週間〜数カ月かけて自然に治っていくけど，先に下肢が軽快して上肢の症状の回復が遅れるのが典型的だ．ただ，完全に治らないこともある」

若手「わかりました」

中島「いったんよくなったとしても，再発するかもしれないという不安があるからな．赤星選手の場合はそれで思い切ったプレーができなくなったんだろうな」

若手「引退したのも無理はありませんね」

中島「中心性頸髄損傷は見逃されやすいしMRIでも検出が難しいので無視されがちだけど，頭のなかに入れておこうぜ．その方が見通しのいい診療が可能になるしな」

若手「わかりました，覚えておきます」

分類からの考察

この原稿を書いていて思いついたことがあります．脊髄症型という以上，また脊髄の中心が損傷されるということからも，症状としては radiculopathy（神経根症）ではなく myelopathy（脊髄症）になりそうです．読者の皆さんにぜひ覚えておいてほしいのは，radiculopathy はその名の通り神経根，すなわち下位ニューロンの障害なので，反射が減弱するということです．一方，myelopathy は脊髄，つまり上位ニューロンの障害なので反射が亢進します．脊髄症型と分類されている以上，深部腱反射の亢進や Hoffmann，Tromner，Babinski などの病的反射がみられるはずです．私自身も今度，中心性頸髄損傷を疑う患者さんに遭遇したら，これらの反射を確認してみたいと思います．

また，反射減弱というのは，本当に減弱しているのか自分の手技に問題があるのかを区別しにくいものですが，反射亢進や病的反射の方は，うまく所見をとれたときには自分が名医になった気になれます．ということで皆さん，頸を捻って両手両足のしびれた患者さんを診たら是非，深部腱反射と病的反射をとってみましょう．

中心性頸髄損傷を語り終えたところで，とりあえず1句

> 頸捻り　手足の末端　しびれたら
> 　　　所見をとろう　病的反射

中島　伸
（国立病院機構大阪医療センター脳神経外科・総合診療科）
著者自己紹介：1984年大阪大学卒業．脳神経外科・総合診療科のほかに麻酔科，放射線科，救急などを経験しました．

各研究分野を完全網羅した最新レビュー集

実験医学増刊号

Vol.41 No.15（2023年9月発行）

マルチオミクス
データ駆動時代の疾患研究
がん、老化、生活習慣病
最新のオミクス統合で挑む標的探索と病態解明

編集／大澤 毅

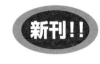

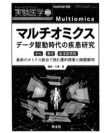

新刊！！

■定価6,160円（本体5,600円+税10%） ■B5判 ■222頁 ■ISBN 978-4-7581-0413-5

発行 羊土社 YODOSHA 〒101-0052 東京都千代田区神田小川町2-5-1 TEL 03(5282)1211 FAX 03(5282)1212
E-mail：eigyo@yodosha.co.jp
URL：www.yodosha.co.jp/

ご注文は最寄りの書店，または小社営業部まで

プライマリケアと救急を中心とした総合誌

レジデントノート Back Number

定価 2,530円（本体 2,300円＋税 10％）
※ 2022年 12月号までの価格は定価 2,200円（本体 2,000円＋税 10％）

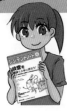

お買い忘れの号はありませんか？
すべての号がお役に立ちます！

2023年9月号（Vol.25 No.9）

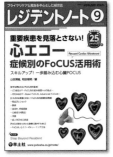

**重要疾患を
見落とさない！
心エコー　症候別の
FoCUS 活用術**

スキルアップ！
一歩踏み込む心臓POCUS

編集／山田博胤，和田靖明

2023年8月号（Vol.25 No.7）

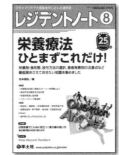

**栄養療法
ひとまずこれだけ！**

栄養剤・食形態、投与方法の選択、
患者背景別の注意点など
最低限おさえておきたい知識を
集めました

編集／松本朋弘

2023年7月号（Vol.25 No.6）

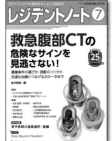

**救急腹部 CT の
危険なサインを
見逃さない！**

撮像条件の選び方・読影のコツから
迅速な治療につなげる次の一手まで

編集／金井信恭

2023年6月号（Vol.25 No.4）

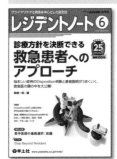

**診療方針を
決断できる
救急患者への
アプローチ**

悩ましい症例の Disposition 判断と
患者説明がうまくいく、
救急医の頭の中を大公開！

編集／関根一朗

2023年5月号（Vol.25 No.3）

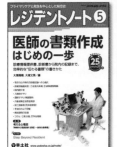

**医師の書類作成
はじめの一歩**

診療情報提供書、診断書から
院内の記録まで、
効率的な "伝わる書類" の書きかた

編集／大塚勇輝，大塚文男

2023年4月号（Vol.25 No.1）

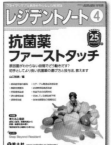

**抗菌薬
ファーストタッチ**

原因菌がわからない段階で
どう動きだす？
初手としてより良い抗菌薬の
選び方と投与法、教えます

編集／山口裕崇

2023年3月号 (Vol.24 No.18)

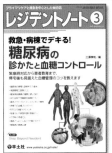

救急・病棟で
デキる！
糖尿病の診かたと
血糖コントロール

緊急時対応から患者教育まで、
帰宅後も見据えた
血糖管理のコツを教えます

編集／三澤美和

2023年2月号 (Vol.24 No.16)

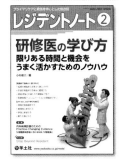

研修医の学び方
限りある時間と
機会をうまく活かす
ためのノウハウ

編集／小杉俊介

2023年1月号 (Vol.24 No.15)

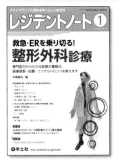

救急・ERを
乗り切る！
整形外科診療

専門医だからわかる診察の着眼点、
画像読影・処置・コンサルトの
コツを教えます

編集／手島隆志

2022年12月号 (Vol.24 No.13)

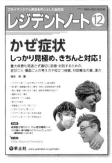

かぜ症状
しっかり見極め、
きちんと対応！

重大疾患も見逃さず適切に
診断・対処するための、
症状ごと・場面ごとの考え方や
役立つ検査、対症療法の薬、漢方

編集／岡本　耕

2022年11月号 (Vol.24 No.12)

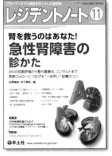

腎を救うのはあなた！
急性腎障害の診かた

AKIの初期評価から腎代替療法、
コンサルトまで
長期フォローにつなげる
"一歩早い"診断のコツ

編集／谷澤雅彦，寺下真帆

2022年10月号 (Vol.24 No.10)

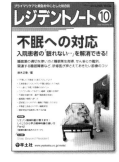

不眠への対応
入院患者の
「眠れない…」を
解消できる！

睡眠薬の適切な使い方と
睡眠衛生指導、せん妄との鑑別、
関連する睡眠障害など、
研修医が押さえておきたい診療のコツ

編集／鈴木正泰

以前の号はレジデントノートHPにてご覧ください ▶ www.yodosha.co.jp/rnote/

バックナンバーのご購入は，今すぐ！

- お近くの書店で：レジデントノート取扱書店
  （小社ホームページをご覧ください）
- ホームページから
  www.yodosha.co.jp/
- 小社へ直接お申し込み
  TEL　03-5282-1211（営業）
  FAX　03-5282-1212

※ 年間定期購読もおすすめです！

レジデントノート 電子版バックナンバー

現在市販されていない号を含む，
レジデントノート月刊 既刊誌の
創刊号〜2019年度発行号までを，
電子版（PDF）にて取り揃えております．

・購入後すぐに閲覧可能　・Windows/Macintosh/iOS/Android 対応

詳細はレジデントノートHPにてご覧ください

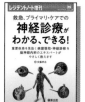
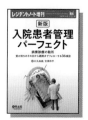
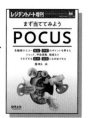
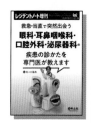

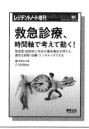
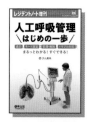
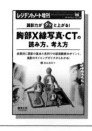
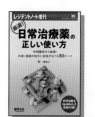
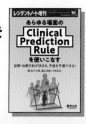

レジデントノート

次号 **11**月号 予告

(Vol.25 No.12) 2023年11月1日発行

特 集

病棟で迷う高齢患者の
あるある症候への対応(仮題)

編集／坂井智達(名古屋大学大学院 地域在宅医療学・老年科学)

高齢者は複数の疾患，機能障害，多様な社会背景を抱え問題が複雑化する傾向があり，高齢患者が訴える症候の対応に迷う研修医の方も多いかと思います．
11月号では，高齢者に多い入院関連合併症（HAC）について，情報を整理しながら対応するためのシンプルなフレームワークを用いた診療の進め方をご解説いただきます．リアルな症例体験を通し，高齢患者診療の理解と臨床実践につながる特集です．

連 載

● **よく使う日常治療薬の正しい使い方**
「抗不整脈薬の正しい使い方〜抗不整脈薬を自分で選べるようになろう！」
………………………… 水上 　暁（亀田総合病院 循環器内科）

● **判断力を高める！救急外来での他科コンサルト**（シリーズ編集／一二三 亨）
「呼吸困難」………………………………… 堀江勝博（聖路加国際病院 救急科・救命救急センター）
その他

※タイトルはすべて仮題です．内容，執筆者は変更になることがございます．

◆ 訂正 ◆

下記におきまして，訂正箇所がございました．訂正し，お詫び申し上げます．

レジデントノート 2023年9月号 Vol.25 No.9（2023年9月1日発行）
●特集「重要疾患を見落とさない！ 心エコー 症候別のFoCUS活用術」
どう撮るか？ ～FoCUSの基本断面＋αの描出～ 1588頁 図1
誤）「心窩部四腔断面」と「心尖部四腔断面」の図が入れ替わっておりました．

→詳しくはレジデントノートWEBサイトの該当号ページ
［正誤表・更新情報］よりご覧ください．
https://www.yodosha.co.jp/rnote/book/9784758127035/index.html

レジデントノート

Vol. 25 No. 10 2023〔通巻356号〕
2023年10月1日発行 第25巻 第10号
ISBN978-4-7581-2704-2

定価2,530円（本体2,300円＋税10％）［送料実費別途］

年間購読料
定価30,360円（本体27,600円＋税10％）
［通常号12冊, 送料弊社負担］
定価61,380円（本体55,800円＋税10％）
［通常号12冊, 増刊6冊, 送料弊社負担］
※海外からのご購読は送料実費となります
※価格は改定される場合があります

© YODOSHA CO., LTD. 2023
Printed in Japan

発行人	一戸裕子
編集人	久本容子
副編集人	遠藤圭介
編集スタッフ	田中桃子, 清水智子, 伊藤 駿 溝井レナ, 松丸匡兵
広告営業・販売	松本崇敬, 中村恭平, 加藤 愛
発行所	株式会社 羊 土 社 〒101-0052 東京都千代田区神田小川町2-5-1 TEL 03(5282)1211／FAX 03(5282)1212 E-mail eigyo@yodosha.co.jp URL www.yodosha.co.jp/
印刷所	三報社印刷株式会社
広告申込	羊土社営業部までお問い合わせ下さい.

入職 1 年目から
現場で活かせる！

対人援助職必携！

「エビデンスで身に付ける
＼新しい／
コミュニケーション読本」

こころ が 動く

医療コミュニケーション読本

中島 俊 筑波大学国際統合睡眠医科学研究機構（WPI-IIIS）・准教授

「週刊医学界新聞」の人気連載に大幅加筆、書き下ろしを加えて書籍化。新進気鋭の研究者である著者ならではの視点で、最新の研究内容やホットトピックを豊富に盛り込み、21 のテーマを通じて「こころが動く」方法論をプラクティカルに体得できる実践書。入職 1 年目からベテランまで、全ての対人援助職が現場で活かせる内容となっている。これからの医療コミュニケーションは "経験則" ではなく、"エビデンス" で身に付ける！

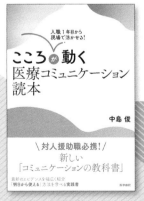

● A5 頁152 2023年
定価：2,420円（本体2,200円＋税10%）
[ISBN978-4-260-05282-5]

目次

 医学書院 〒113-8719 東京都文京区本郷 1-28-23 [WEBサイト] https://www.igaku-shoin.co.jp
[販売・PR部] TEL：03-3817-5650 FAX：03-3815-7804 E-mail：sd@igaku-shoin.co.jp

小児集中治療ポケットブック

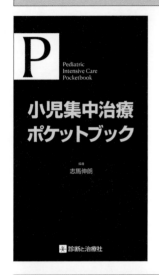

待望の小児集中治療ポケットブックがついに刊行！ 心肺蘇生から重症患者の管理まで，小児集中治療の現場で役立つ診断・治療・管理のエッセンスをまとめた1冊. 薬の用法・用量，デバイスのサイズ選択，機器の設定など，すぐに確認したいことがここに凝縮. 小児集中治療にかかわるすべての医療従事者のポケットに！

志馬 伸朗 編著

■B6変判　312頁　定価4,950円（本体4,500円+税）
ISBN978-4-7878-2552-0

目 次

診断と治療社

〒100-0014　東京都千代田区永田町2-14-2山王グランドビル4F
電話 03（3580）2770　FAX 03（3580）2776
http://www.shindan.co.jp/
E-mail:eigyobu@shindan.co.jp

（22.11）

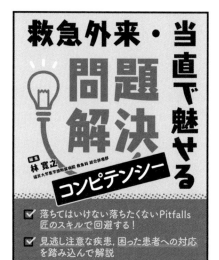
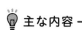

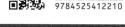

レジデントノート　10月号
掲載広告　INDEX